認知症も、がんも、「不治の病」ではない！

最新医学でここまでわかった！

藤野武彦
九州大学名誉教授・医学博士

目次

第2章

プラズマローゲンは「脳疲労」の緊急サポーター 75

プロローグ

「脳疲労」という言葉をご存じでしょうか？　30年前に提唱した新しいコンセプトを表現する著者の造語ですが、この本を手に取られた方のなかには、すでに一般名詞と思っておられる方も多いかも知れません。とすれば、なじみの言葉に感じられるほど時間が経過した証拠として、著者には感慨深いものがあります。同時に世間の常識となったとすれば、まさに今日本は「脳疲労」時代を迎えたとも言えるでしょう。しかし、これはとても由々しき問題です。なぜなら、現代文明病と言える生活習慣病、がん、うつ病、そして認知症もこの「脳疲労」から起こるのではないか、と筆者は考えているからです。しかも、これらの疾患、とくに認知症は年々増加し、日本の将来を揺るがす最重要課題となりながら、今まで治療法がなかったのはご存じの通りです。

認知症が「脳疲労」から起こるという著者の仮説が正しければ、「脳疲労」を取ればいずれの病気も改善することが期待されます。実際、「脳疲労」を取れば、従来法ではとても治療の困難な生活習慣病（肥満）が容易に改善することはすでに医学的にも証明し、医学論文や書籍として出版してきました。そしてさらに認知症も「脳疲労」を取れば改善することは、前著『認知症はもう不治の病ではない』（小社刊）で予報的に報告しました。

今回の本は、これらのことがその後の「臨床試験研究」で証明されたことをご紹介し、希望が現実になったことをお話しします。同時に、「認知症」のみならず「がん」も予防できることも実証され、海外誌に論文が掲載されたこともご紹介します。後半には、ここ十数年温めてきた新しい概念である「腸疲労」を紹介し、「認知症」と「がん」（さらにその他の生活習慣病）のより効果的な治療と予防法をお伝えします。

「脳疲労」と「腸疲労」を解消するのが生活習慣病（メタボリック症候群から認知症、がんまで）の予防と治療のコツなのです。さあ、「脳が笑って腸が喜ぶ」ことを始めましょう。

２０１８年初夏　藤野武彦

第1章

認知症もがんも「脳疲労」から

日本人の平均寿命は着実に伸びており、現在女性は86・6歳、男性は80・5歳まで長生きできるようになってきました。しかし介護を必要としない健康寿命は10年も短く、女性が74・7歳、男性が72・1歳と報告されています。その主な原因は脳卒中が1番ですが、2番目が認知症なのです。今後、後期高齢者が急増していくなかで、認知症対策は大きな問題となっています。なかでも認知症の過半数以上を占めるアルツハイマー病はますます増加すると予測され、その対策は緊急の課題です。中高年の方で、家族やご自身も含めて不安に思っておられる方は多いと思います。

アルツハイマー病は認知機能が低下する20年以上前から始まっていると言われており、それは脳の老廃物であるアミロイドβの蓄積から始まり→老人斑の形成→神経変性・脱落→脳の萎縮→認知機能低下が起こってくることが知られています。これまで認知症に対する根本的な治療薬は見つかっておらず、遺伝的要因や加齢が原因とされ「不治の病」と考えられていました。

しかし近年になって、メタボリック症候群が大きく関係していることが明らかになり、悪い生活習慣を変えれば予防・治療できることがわかってきたのです。

「脳疲労」とは？

「脳疲労」という言葉は、プロローグで説明したように、私が創った造語ですが、一言で簡単にいえば**「脳が疲れた状態」**です。筋肉を使いすぎると筋肉疲労が起こって筋肉が動かなくなるように、脳も使いすぎると「脳疲労」を起こすのです。

医学的に定義すれば、脳のなかの「**大脳新皮質**という司令塔と**大脳辺縁系**（大脳旧皮質）という司令塔の**関係性の破たん（仲間割れ）状態**」です。簡単な喩えで説明しましょう。脳のなかの**大脳新皮質を父親**とするなら、**大脳辺縁系は母親**と言えます。その両親の指示を受けているのが自律神経を司っている**間脳**で、**子ども**と言えます。ちょうど私たちは体という自転車に3人乗りして自転車

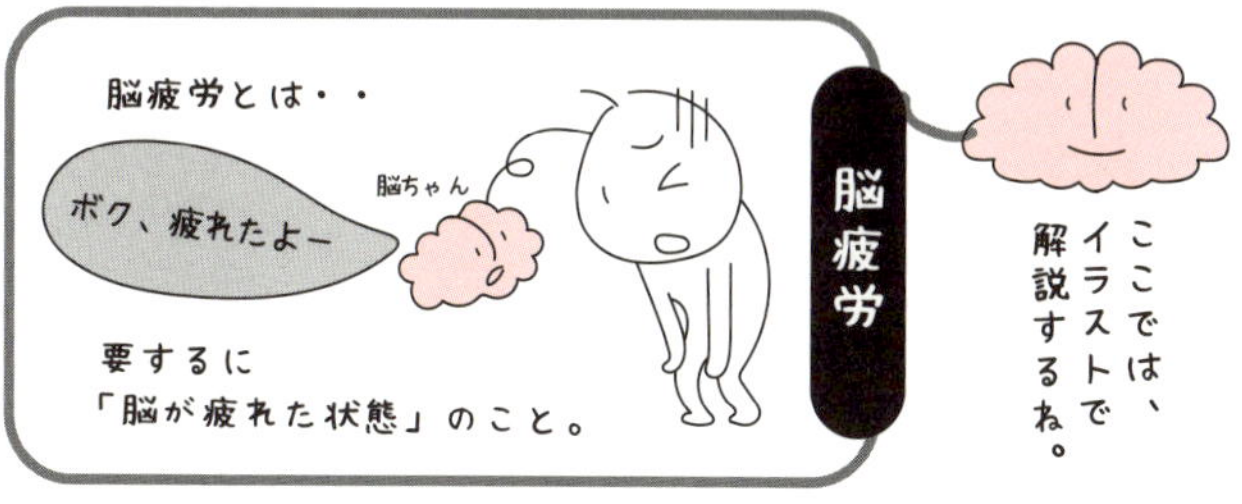
脳疲労とは・・
ボク、疲れたよー
脳ちゃん
要するに
「脳が疲れた状態」のこと。
脳疲労
ここでは、
イラストで
解説するね。

（体）を上手く乗りこなして前に進んでいる状態です。ところが両親（脳内夫婦）の仲が悪くなると子どもも不安定（自律神経が異常）になり、3人のチームワークが悪く（「脳疲労」に）なり自転車が上手く漕げずにいろいろと支障（悪い生活習慣）が出てきます。

大脳新皮質、大脳辺縁系、間脳のそれぞれの役割は下のイラストで示した通りです。

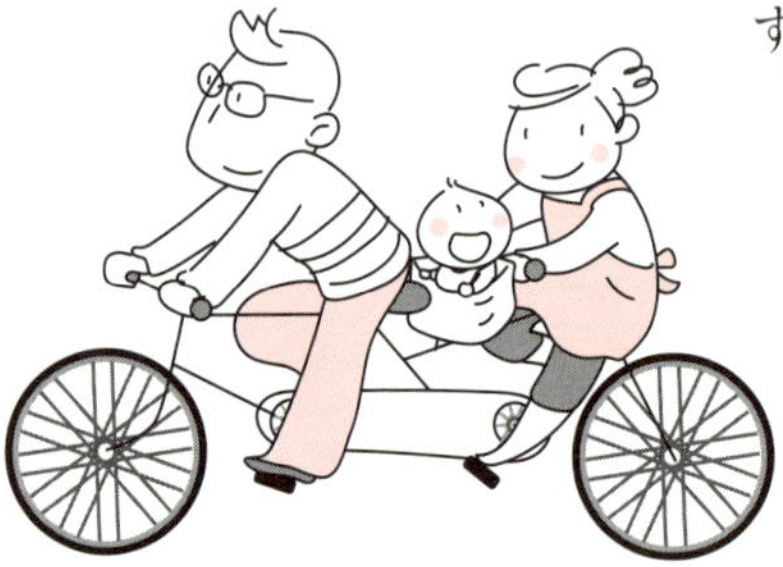

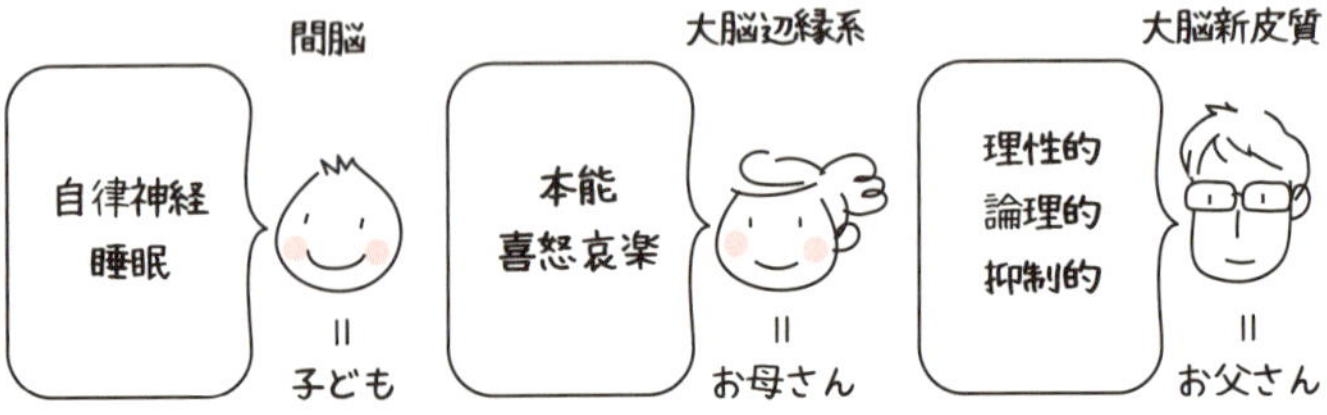

脳内ファミリーは
こんな感じ

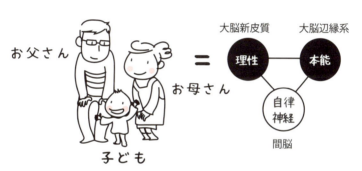

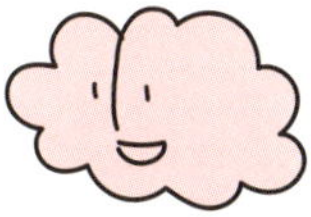

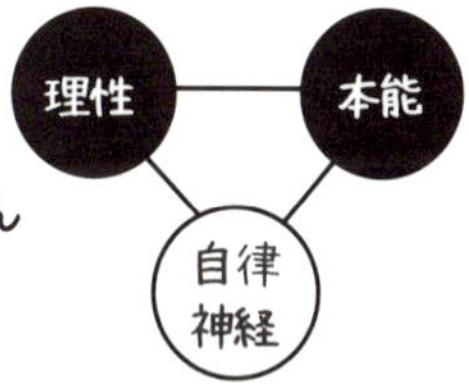

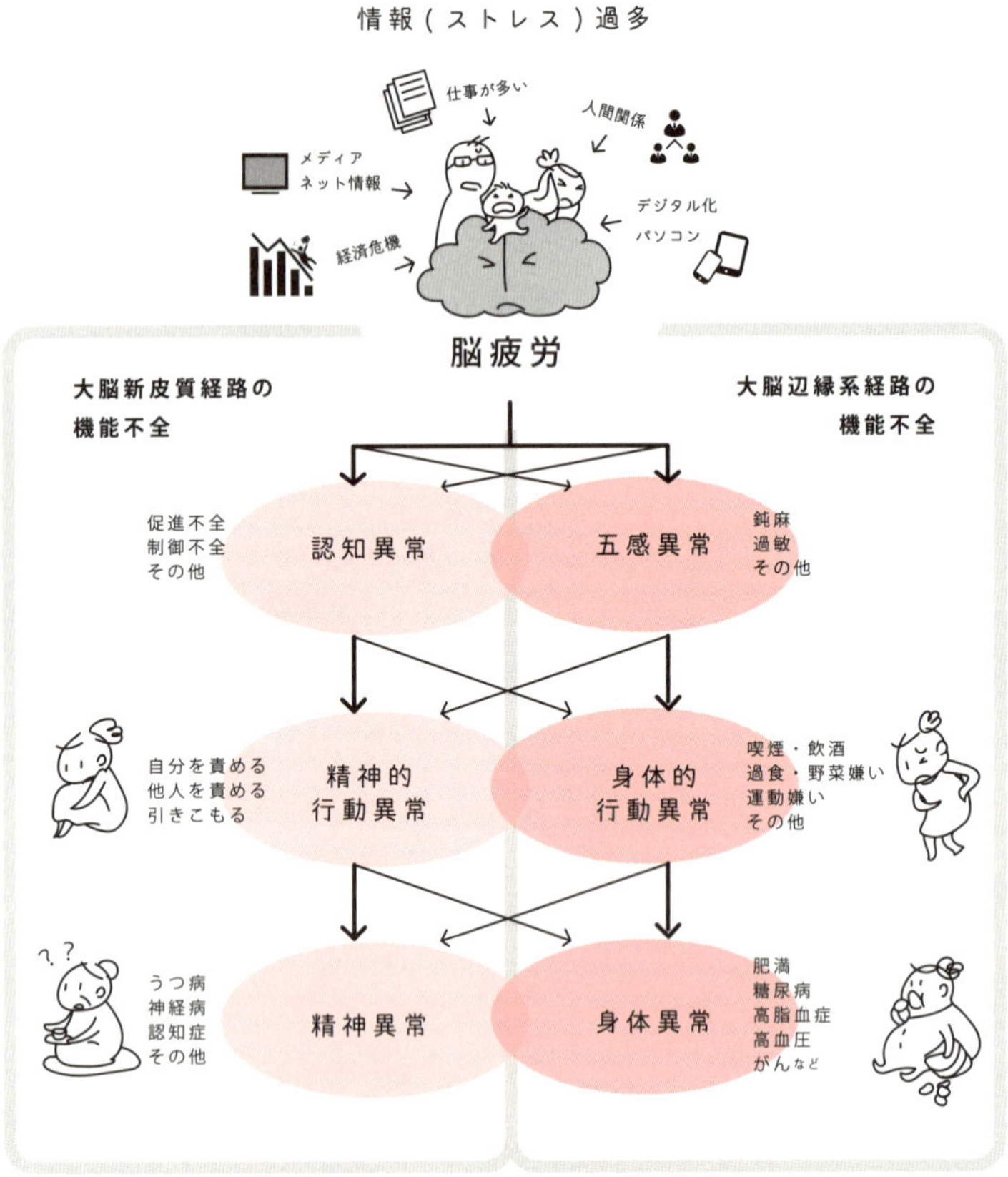

脳疲労によってさまざまな病気が起こる

「脳疲労」から現代病が生まれる

「脳疲労」を起こすと、2つの流れで悪い生活習慣が始まり、さまざまな病気へと進んでいきます。ひとつは大脳辺縁系の機能不全で五感（視覚、聴覚、嗅覚、味覚、触覚）を中心に異常をきたします。つまり五感が鈍感になります。感覚が異常になると身体的行動も異常になります。

たとえば、五感のなかでもわかりやすいのが味覚ですが、味覚が鈍感になると、甘いもの、塩辛いもの、脂っこいものを好むようになり、量もたくさんとらないと満足できなくなり過食が始まります。結果として摂取エネルギーが過剰になるのです。同時に動くのが億劫になるので運動不足になってしまい、消費エネルギーが低下します。その結果、余った過剰エネルギーがさまざまな形で蓄積され、身体にいろいろな異常が出てきます。それが肥満や糖尿病、高血圧

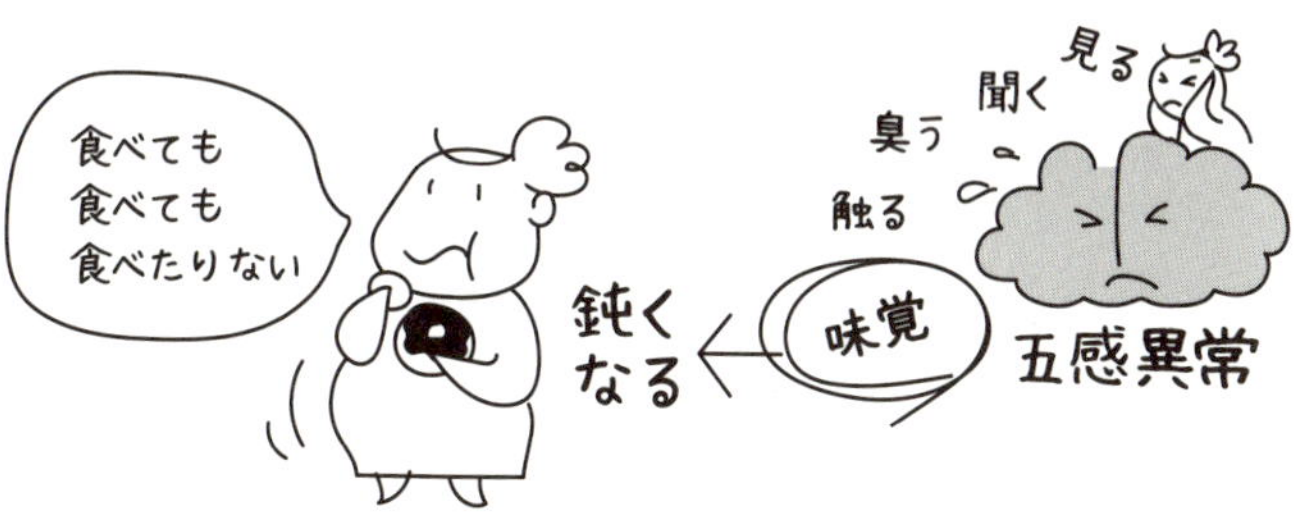

などのメタボリック症候群や心臓病、がんです。

一方で、大脳新皮質系の脳の機能が低下すると、認知異常が起こってきます。つまり外からの情報を的確に認識する能力が落ちてくるのです。急性の認知異常が続くと、精神的な行動異常が起こります。たとえば自分を責める、他人を責める、引きこもるなどが起こってきます。

それが持続すると精神異常、つまり、うつ病や神経症になるのです。認知症もこの流れのなかで起きるのは間違いないと考えています。認知症は目に見える症状が出る20年前からすでに始まっていると言われていますが、「脳疲労」状態が長期にわたり続いた結果、アミロイドβのような疲労物質（老廃物）が脳内に蓄積され起こっていると考えられるのです。この2つの大脳新皮質経路の機能不全と大脳辺縁系経路の機能不全は、それぞれ独立して起こるのではなく双方に影響し合っています。

現代人は、誰でも
脳疲労と隣り合わせ

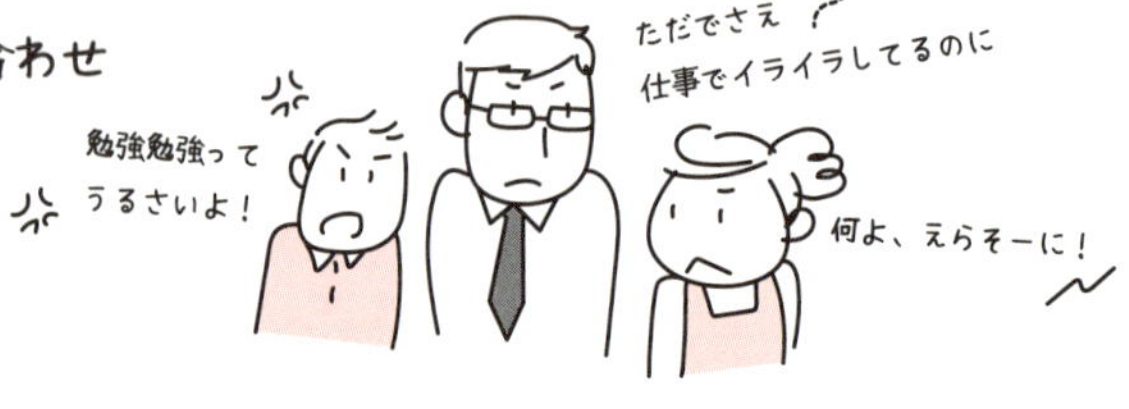
何よ、えらそーに！
ただでさえ 仕事でイライラしてるのに
勉強勉強って うるさいよ！

破綻した脳内関係

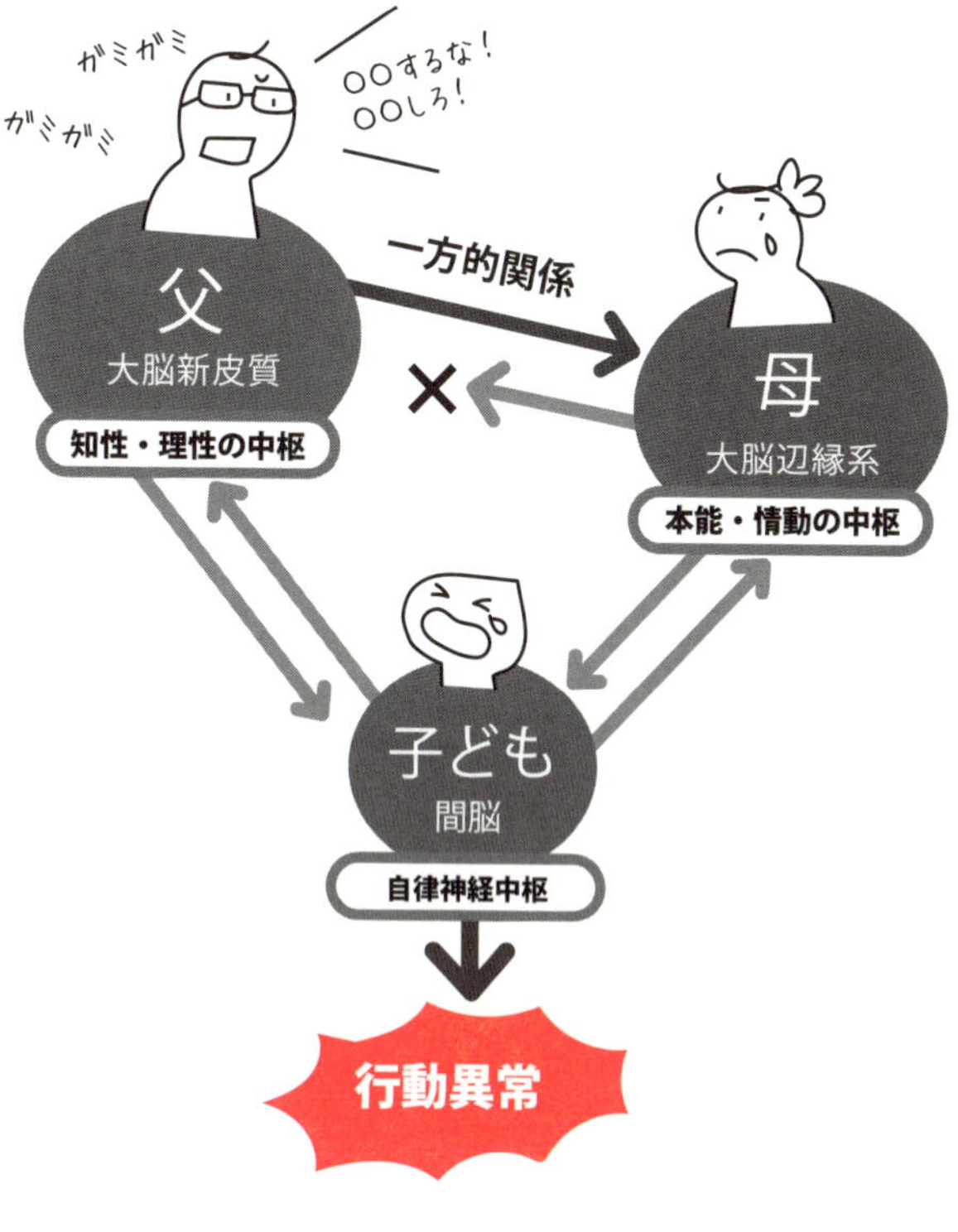
ガミガミ
ガミガミ
○○するな！
○○しろ！
父
大脳新皮質
知性・理性の中枢
一方的関係
×
母
大脳辺縁系
本能・情動の中枢
子ども
間脳
自律神経中枢
行動異常

「脳疲労」はなぜ起こるの？

ところで「脳疲労」はどういう理由で起こるのでしょうか？

現代社会のように仕事関係や人間関係、パソコンやスマホなど「情報がいっぱい」ということが「脳疲労」の直接の原因です。この情報はストレスと言い換えることができます。さまざまなストレスがいっぱいの外部環境にさらされていると、いったい何が起こってくるのでしょうか？

脳のなかの夫である大脳新皮質は知性・理性の脳（中枢）の働きをしており、外からの情報にいつでも緊急対応する外交官です。情報量が多ければ多いほど情報を処理するために働かなくてはなりません。仕事が多ければ、それだけ頑張らなければいけないわけです。一方妻である大脳辺縁系は本能・情動の脳（中枢）で自分の内側を守っています。つまりきつくなったら休みたいと思いますし、眠くなったら眠りたいと思うのです。しかし、仕事が忙しくなると時間が取られてしまい、休む時間や眠る時間が減ってしまいます。そういう状態が続くと妻は疲れ果ててしまうのです。

つまり**大脳新皮質**から**大脳辺縁系**への**一方向的（抑圧的）情報の流れの増大**によって

「脳疲労」が起こるのです。

あなたは「脳疲労」のサインに気づいていますか?

「脳疲労」サインは身体的症状が中心になる人、精神的症状が中心になる人、あるいは両方に出る人と、人によって表れ方が違います。そのまま気づかずに過ごしてしまうと症状は重症化していきます。それでも気づかずに過ごしてしまうと生活習慣病として表面化するのです。サインに早く気づけば気づくほど、早く対策を取ることができます。そのためにも「脳疲労」サインがどのようなものなのか、ここでご紹介しましょう。

次のページのイラストであなたに当てはまる症状はありませんか?

もしかしてあなたも脳疲労？

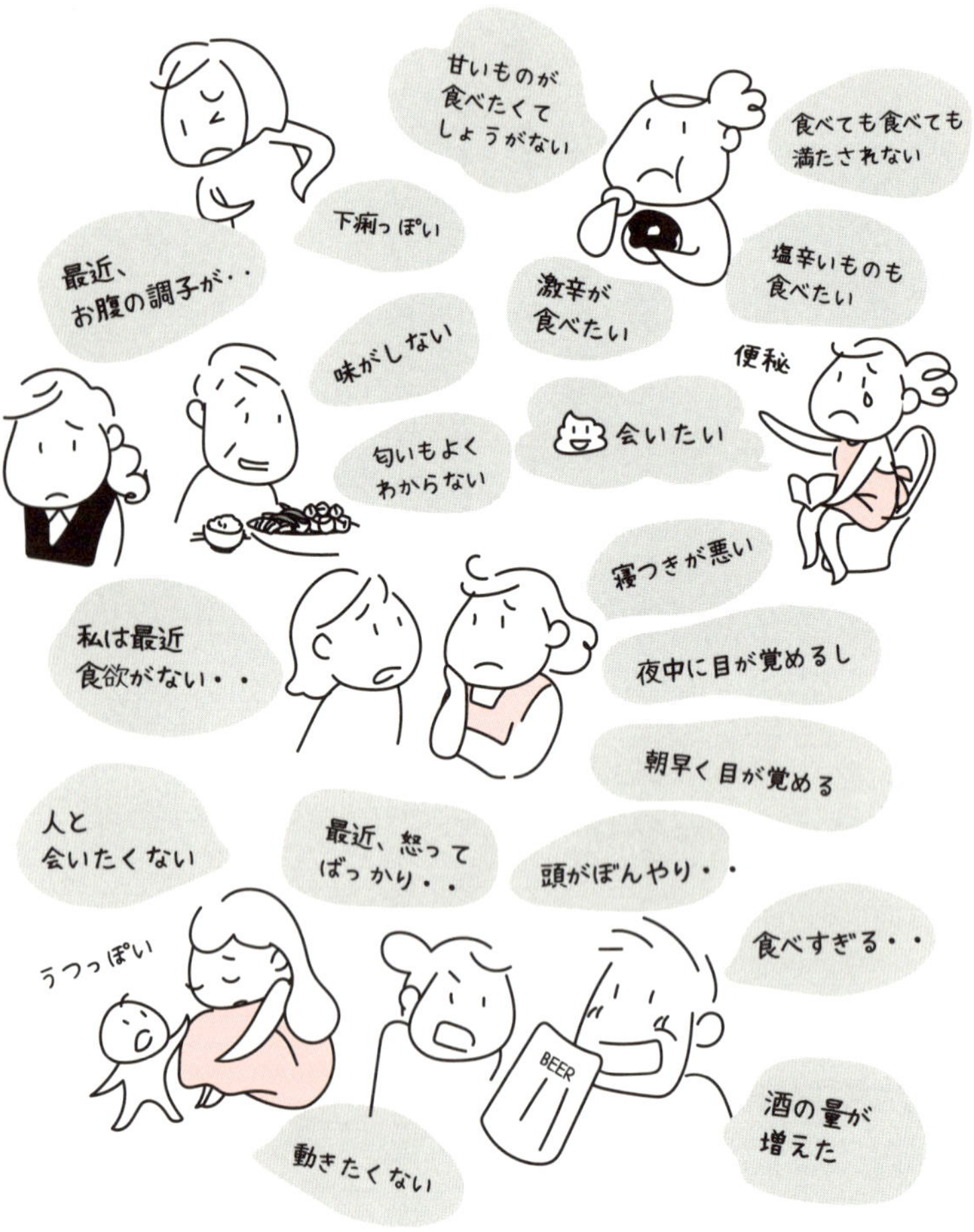
甘いものが
食べたくて
しょうがない
食べても食べても
満たされない
下痢っぽい
最近、
お腹の調子が・・
激辛が
食べたい
塩辛いものも
食べたい
味がしない
便秘
匂いもよく
わからない
会いたい
寝つきが悪い
私は最近
食欲がない・・
夜中に目が覚めるし
朝早く目が覚める
人と
会いたくない
最近、怒って
ばっかり・・
頭がぼんやり・・
食べすぎる・・
うつっぽい
BEER
酒の量が
増えた
動きたくない

ここにあなたはいませんか？

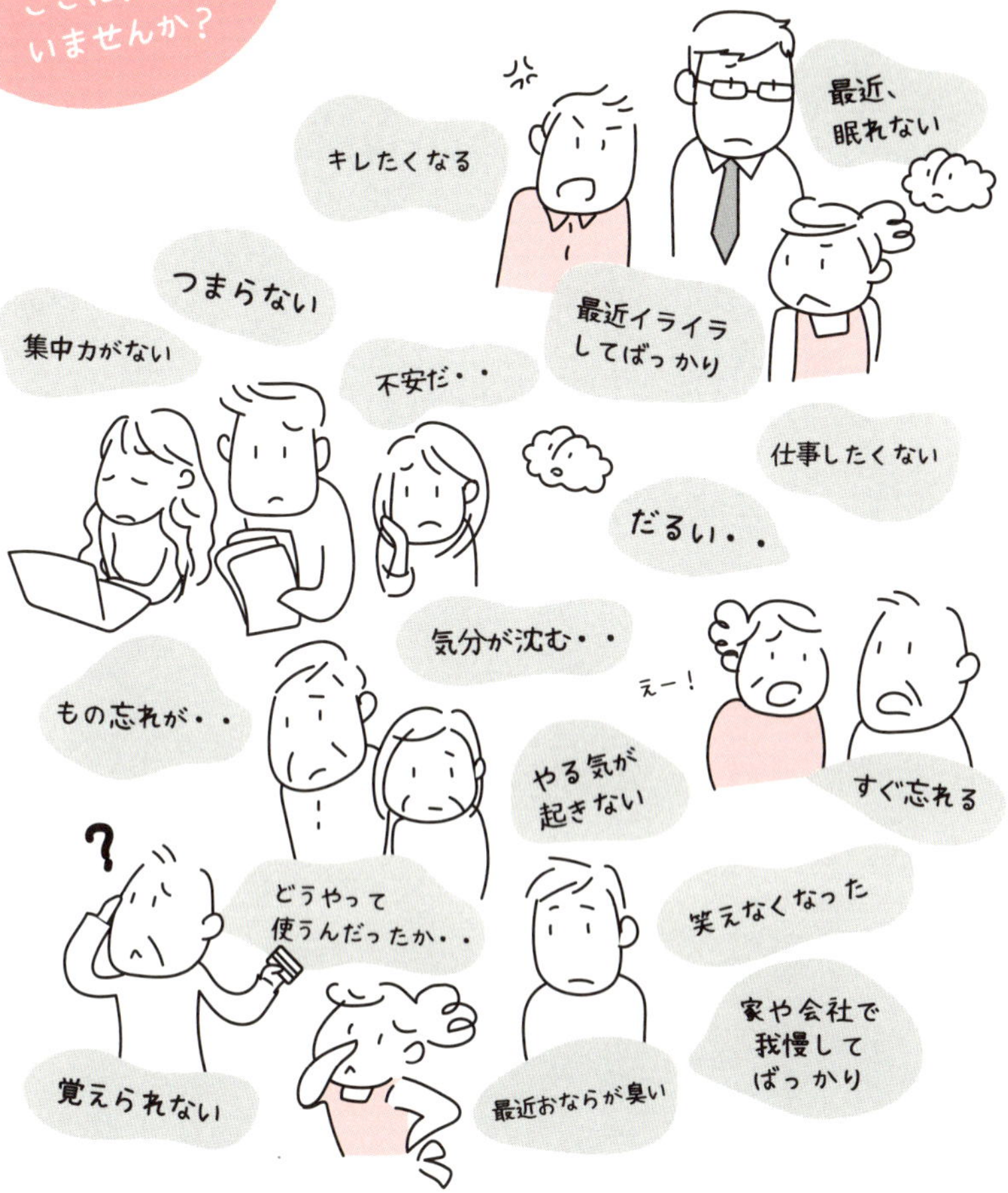

キレたくなる
最近、眠れない
つまらない
集中力がない
最近イライラしてばっかり
不安だ・・
仕事したくない
だるい・・
気分が沈む・・
もの忘れが・・
えー！
やる気が起きない
すぐ忘れる
どうやって使うんだったか・・
笑えなくなった
家や会社で我慢してばっかり
覚えられない
最近おならが臭い

「脳疲労」の最初の重要サイン

いかがでしたか？　心当たりの「脳疲労」サインがありましたか？

なかでも、私たちが「脳疲労」の最初のサインとしてとても重要視しているのが「睡眠」、「便通」、「食事」です。

これらの異常を見過ごさないことが大切です。

1．眠りが悪い

「寝つきが悪くなる」、あるいは「夜中に用もないのに目が覚める（中途覚醒）」または「用もないのに朝早く目が覚めてしまう（早朝覚醒）」などの症状はありませんか？

寝つきが良ければ睡眠が良いと思っている人が多いのですが、実は「夜中に目が覚めたり、用もないのに朝早く目が覚めてしまったりする」のも、睡眠の質の点で問題です。

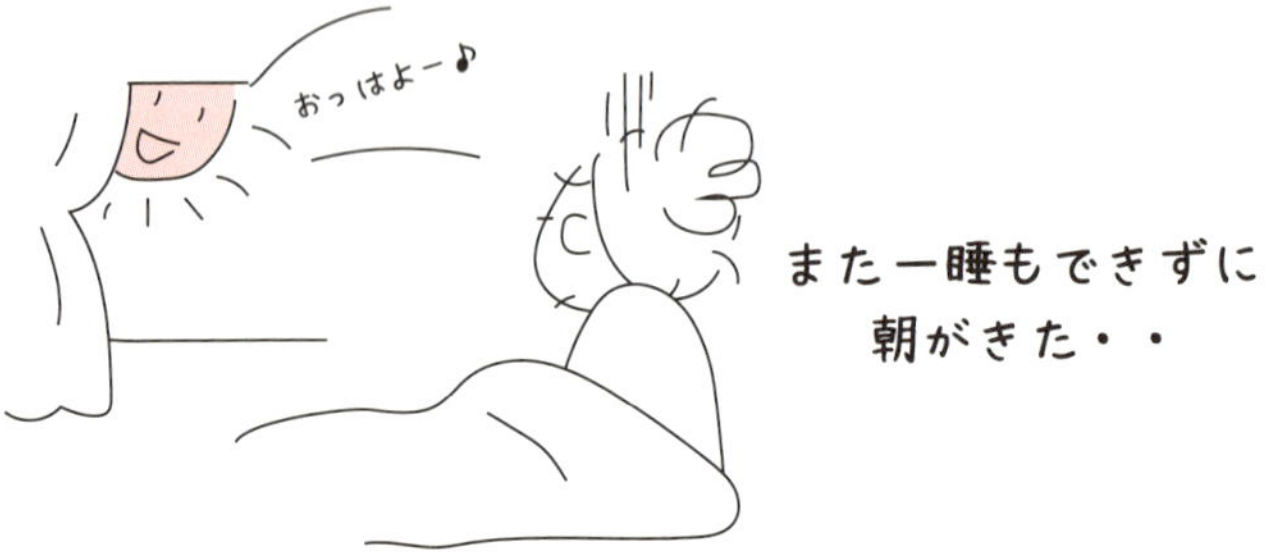
おっはよー♪
また一睡もできずに
朝がきた・・

睡眠問題は人によって症状の出方が違います。いずれにしても睡眠時間が短く、睡眠の質が悪くなると「脳疲労」が進行するので注意が必要です。

2. 便秘する、下痢する

健康な大腸は、腸の「ぜん動運動」によりギュッと強く縮んでは緩む動きを繰り返し、便をスムーズに送り出しますが、ぜん動運動が弱いと、便を先に送り出せなくなり、便秘が起こります（弛緩性便秘）。逆にぜん動運動が強くなりすぎて腸がけいれんを起こすと、けいれん性便秘になります。そして排便のリズムが乱れ、便が直腸にたどり着いても便意が起こらない直腸性便秘もあります。

実はこれらの便秘の原因の多くは「脳疲労」の結果と考えられるのです。「脳疲労」の初期は自律神経がアンバランス（交感神経緊張）となり、その結果、腸の働きが異常

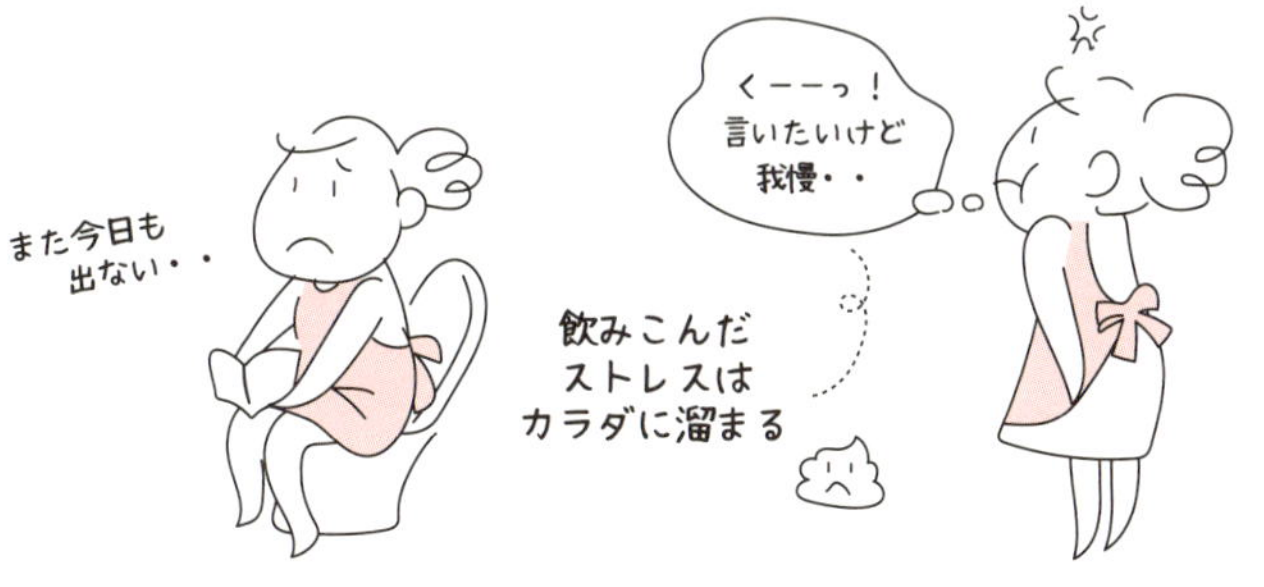
また今日も
出ない・・
くーーっ！
言いたいけど
我慢・・
飲みこんだ
ストレスは
カラダに溜まる

になります。その代表的な症状が「便秘」であり、一部が「下痢」です。このような状態を、(後で詳しく述べますが)「腸疲労」と呼ぶことにします。「脳疲労」が「腸疲労」を起こし、「腸疲労」がさらに「脳疲労」を悪化させるという悪循環が起こってきます。

「物言わぬは腹ふくるるわざなり」は、『徒然草』に出てくる言葉ですが、言いたいことを言わずに我慢していると、腸の動きも悪くなり、便やガスを溜め込んでしまう、まさに「脳疲労」から「腸疲労」が起こることを物語っています。

3. 義務で食べる、過食する

「欲しいわけでもないのに食べたくなる」、「食べ始めると止まらない」、「ダラダラと食べてしまう」、「イライラして食べてしまう」、「お酒の量が増えた」「甘いものが欲しくなる」「お昼になったから食べておこう」、「健康のために一日三

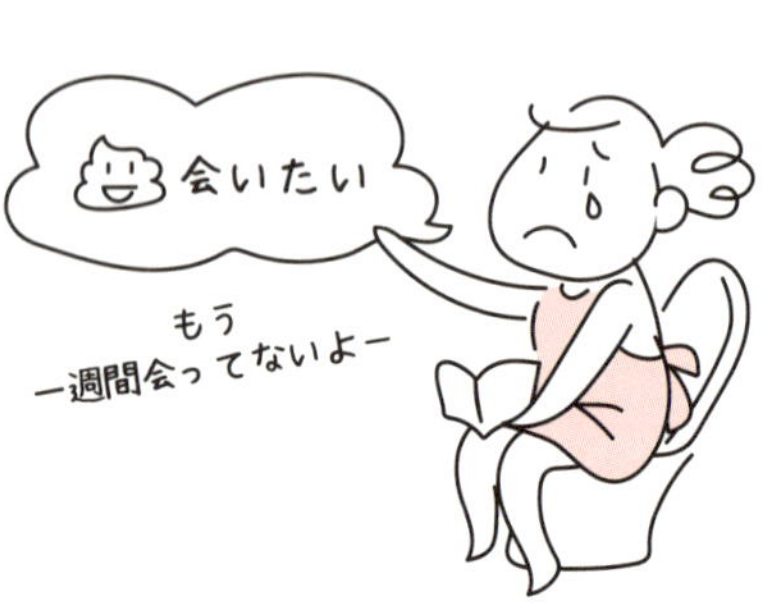

食バランスよく食べておこう」、などと義務や過食になっている人は要注意です。

昔から健康のバロメーターとして言われているのが「快眠・快便・快食」です。実はこの3つの「快」が消えていくことが「脳疲労」の重要なサインだったのです。

コラム

眠っている間に脳の大掃除

脳は神経細胞とその隙間を埋めるグリア細胞、血管などでみっちりと埋め尽くされています。通常は細胞間の隙間が狭いため脳脊髄液の流れも遅く、老廃物を押し流すには不十分と考えられていました。ところが、睡眠中にグリア細胞が縮むことで神経細胞の周囲に「大きな隙間」を作り出し、神経細胞を洗い流すリンパ流が大幅に増加、昼間よりも効率よく老廃物を回収できるようになるのです。

睡眠問題はアルツハイマー病の発症リスクを高めます。アミロイドβの蓄積が疑われる人の割合は、睡眠効率89%以上のグループでは10%程度に対し、睡眠効率75%未満のグループでは40%以上という結果が出ています。睡眠の質が悪いほどアミロイドβの脳内蓄積が多いと報告されています。

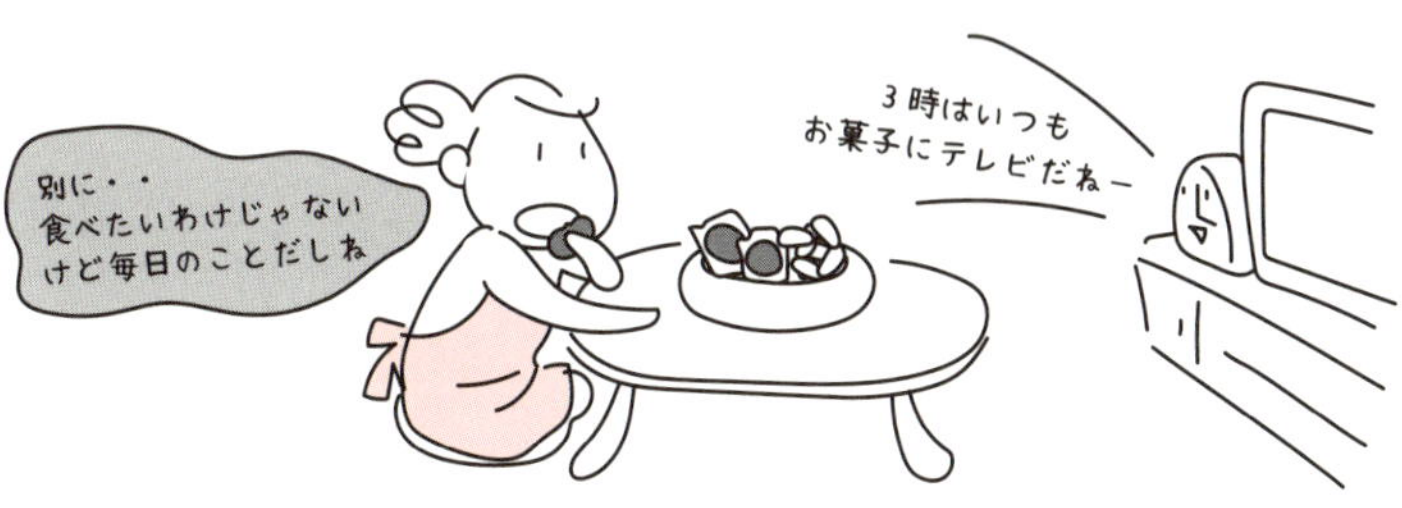
3時はいつも
お菓子にテレビだね〜
別に・・
食べたいわけじゃない
けど毎日のことだしね

「脳疲労」を自己チェックしよう！

ここで簡便な「脳疲労」自己診断をご紹介しましょう。左ページの「脳疲労」自己診断チェックシートの項目で、ここ1～2週間の状況として、ご自分が該当するものにチェックしてください。「ほぼ毎日（週5日以上）」が1つ以上、または「ときどき（週3、4回）」が3つ以上に該当する人は「脳疲労」の兆候が疑われます。BOOCSクリニックのホームページの**「脳疲労」自己診断**でも簡単に診断することができます。まずはお試しください。

BOOCSクリニックで検索
http://www.boocsclinic.com/fukuoka/check/
http://www.boocsclinic.com/tokyo/check/

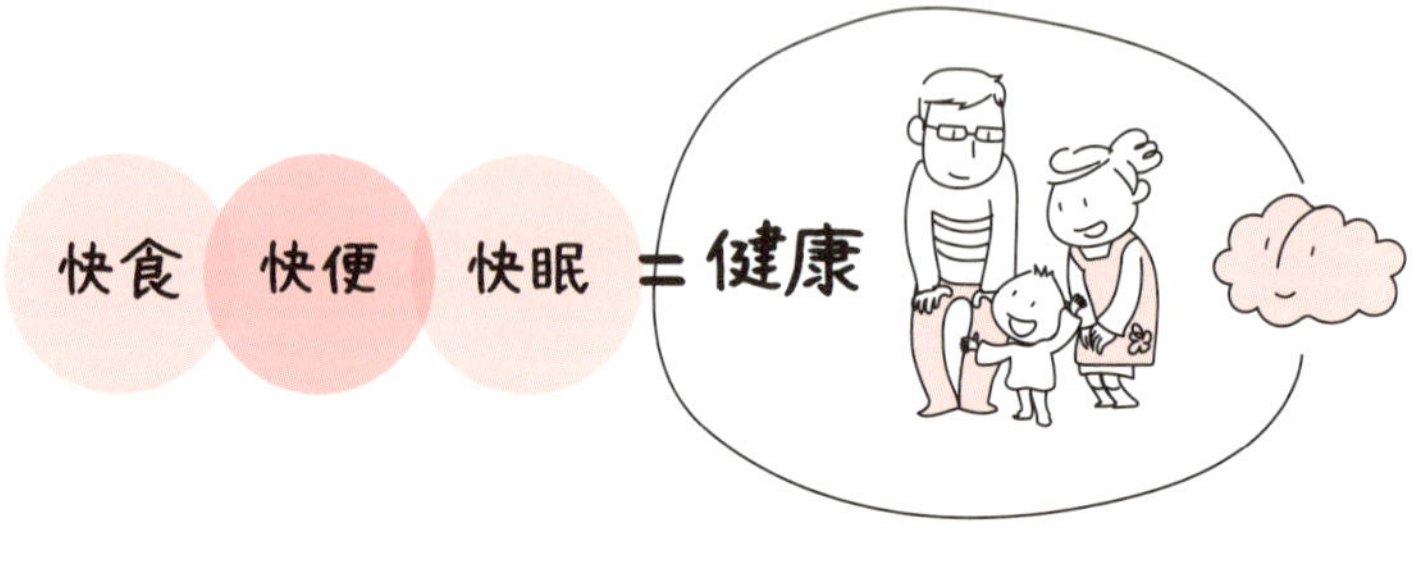

正常な脳内関係

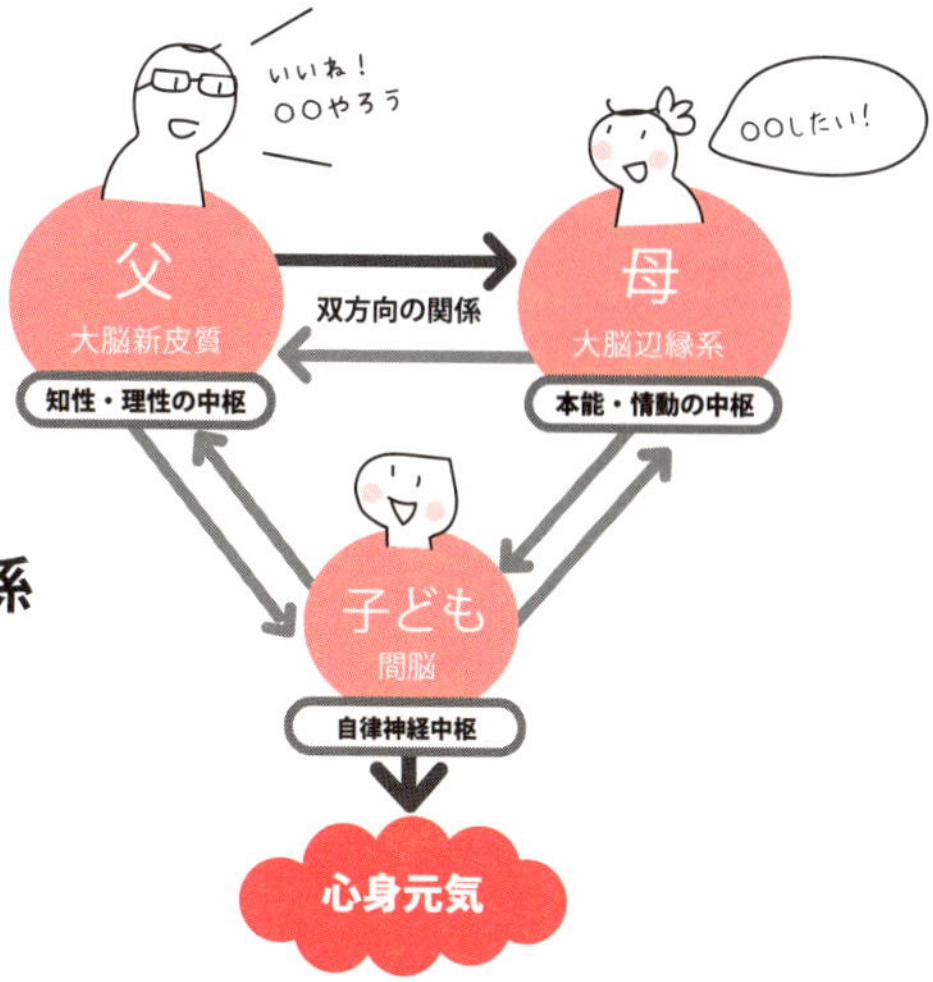

「脳疲労」自己診断チェックシート

	質問事項	ほぼ毎日 週5回以上	ときどき 週3〜4回	たまに 週1〜2回	まったく ない
1	夜中に目が覚めたり、用もないのに朝早く目が覚めることがありますか？	1	2	3	4
2	寝つきは悪いですか？	1	2	3	4
3	習慣で食べるか、無理して食べる（食事が美味しくない）ことがありますか？	1	2	3	4
4	便秘することがありますか？	1	2	3	4
5	身体を使わないのに、へとへとであると思うことがありますか？	1	2	3	4
6	気持ちが沈んで暗い気分になることがありますか？	1	2	3	4
7	希望が持てないと思うことがありますか？	1	2	3	4
8	考えがまとまらないと思うことがありますか？	1	2	3	4
9	イライラすることがありますか？	1	2	3	4
10	不安だと思うことがありますか？	1	2	3	4
11	自分は価値がない人間だと思うことがありますか？	1	2	3	4

「脳疲労」を取るBOOCS（ブックス）とは!?

私は「脳疲労」によってさまざまな病気が起こると考えていますが、そうであれば、「脳疲労」が取れると病気が改善するはずです。その「脳疲労」を取る方法をすでに30年前に見つけました。それをBOOCS（ブックス）法と呼んでいます。これはBrain-Oriented Oneself-Care System（脳指向型自己ケアシステム）の頭文字を取ったものです。「脳疲労」はそもそも、大脳新皮質から大脳辺縁系への一方向的（抑圧的）情報の流れの増大によって、脳内夫婦の仲間割れ状態と述べましたが、BOOCS法はこの脳内夫婦の関係性の修復、すなわち双方向性に戻し、脳内夫婦を仲良くさせる方法です。五感を通して脳を癒し、「脳疲労」を取ることを目指すもので、長年にわたる臨床の実績があります。その「脳疲労」解消のための方法はとてもシンプルで簡単です。

これから具体的に説明していきましょう。

左の表に示すようにBOOCS法はとても簡単な二原理・三原則です。BOOCS三原則の1番目と2番目をご覧になって「うそっ！」「本当に大丈夫？」と思われた方も

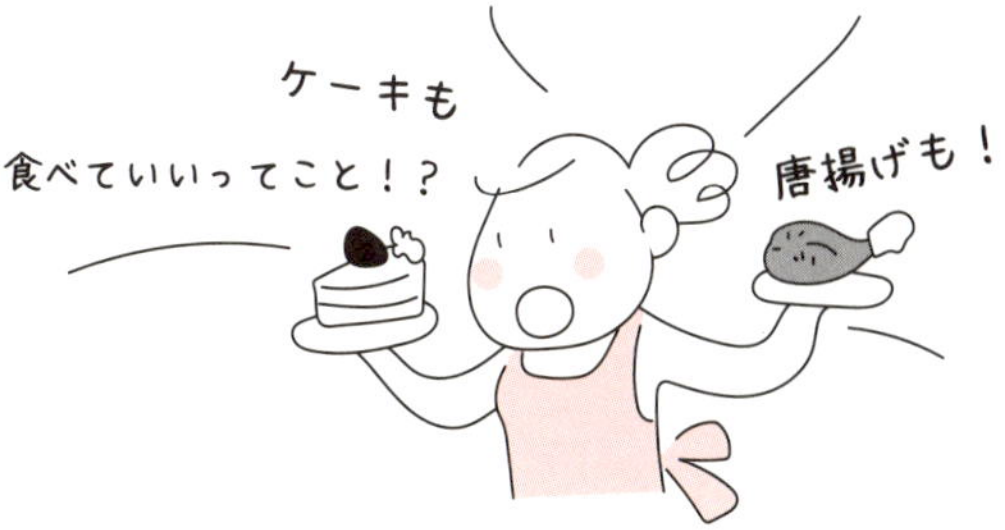

BOOCS二原理三原則

BOOCS 二原理	**禁止・禁止の原理** 自分で自分を禁止・抑制することを できる限りしない。 **快の原理** 自分にとって心地よいことを 一つでもよいから開始する。
BOOCS 三原則	**第一原則** たとえ健康に良いことでも 嫌であれば決してしない。 **第二原則** たとえ健康に悪いことでも好きでたまらないか、 止められないことはとりあえずそのまま続ける。 （決して禁止しない。） **第三原則** 健康に良くて、しかも自分がとても 好きなことを一つでもよいから始める。

いるかもしれません。しかしこの原理原則を先に理解しないとBOOCSが実行できないわけではありません。考え過ぎず、まずはやってみましょう。実行の容易さと安全性は実証済みです。多くの方が簡単でやりやすいと答えています。

BOOCS二原理

「禁止・禁止」の原理と「快」の原理

そうは言っても何にもわからず実行するというのは不安でしょう。そこで次のようにイメージしてください。私たちはストレスという向かい風を受けながら毎日自転車を漕いで前に進もうとしています。言うなれば、自転車という体を大脳新皮質と大脳辺縁系、そして間脳の脳内ファミリー共同体で漕いでいるようなものです。向かい風が弱け

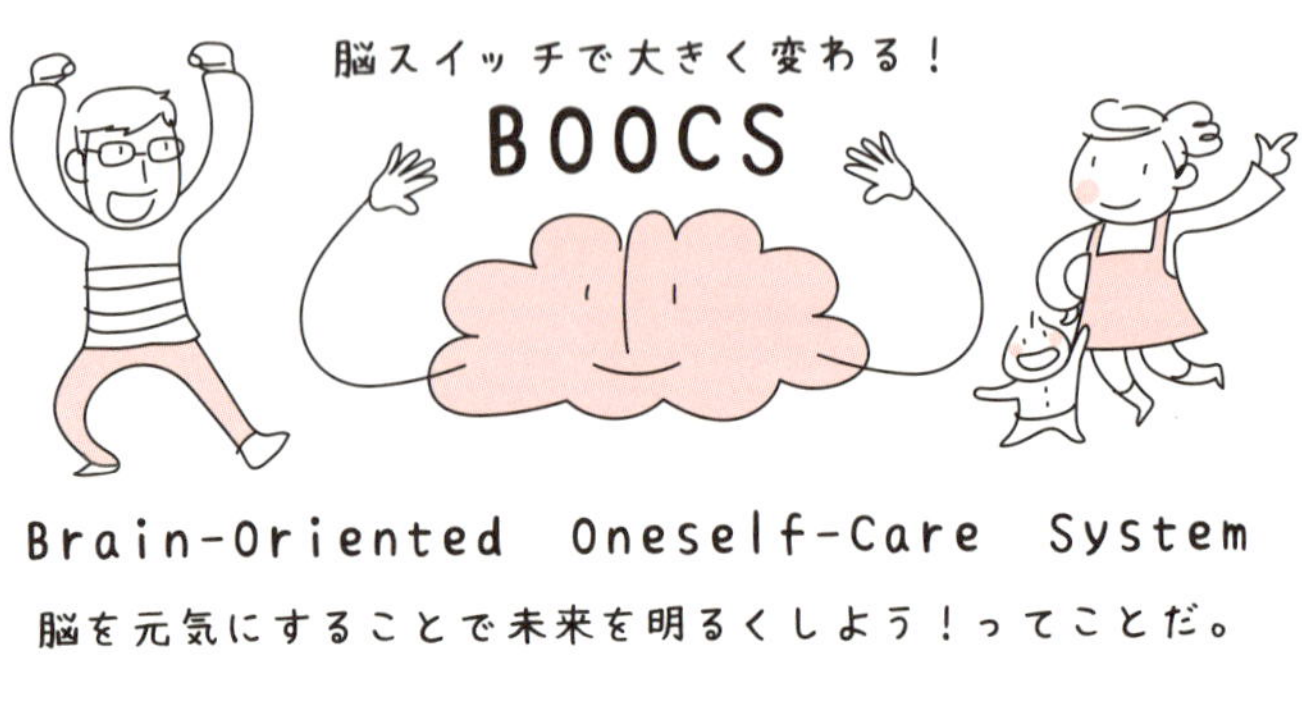
脳スイッチで大きく変わる！
BOOCS
Brain-Oriented Oneself-Care System
脳を元気にすることで未来を明るくしよう！ってことだ。

ればスイスイと自転車は前に進みます。しかし向かい風（ストレス）が強ければ必死に頑張って自転車を漕がなければ前に進めません。この状態が長く続くと疲れてしまい、漕ぎ続けられずに自転車は倒れてしまうのです。

そこで向かい風をできる限り減らしてあげようというのが「禁止・禁止の原理」です。運動をしたくなければしない、家事を頑張りすぎない、明日すればよいことは今日はしないなど、優先順位をつけてできる限り無理をしないようにします。禁止・命令をしなければ風は去っていきます（次ページイラスト　禁止・禁止の原理）。

一方で、仕事関係や人間関係など自分ではどうにもならないことも多いため、向かい風はそう簡単に減らせません。そこで、向かい風に対抗して追い風をたくさん吹かせることができれば、自転車は楽に漕げるようになります。この追い風に相当するのが「快の原理」です。自分にとって心地よいことを一つでも二つでも多く見つけることができれば、自転車は楽に進めるようになるのです（次ページイラスト　快の原理）。

禁止・禁止の原理

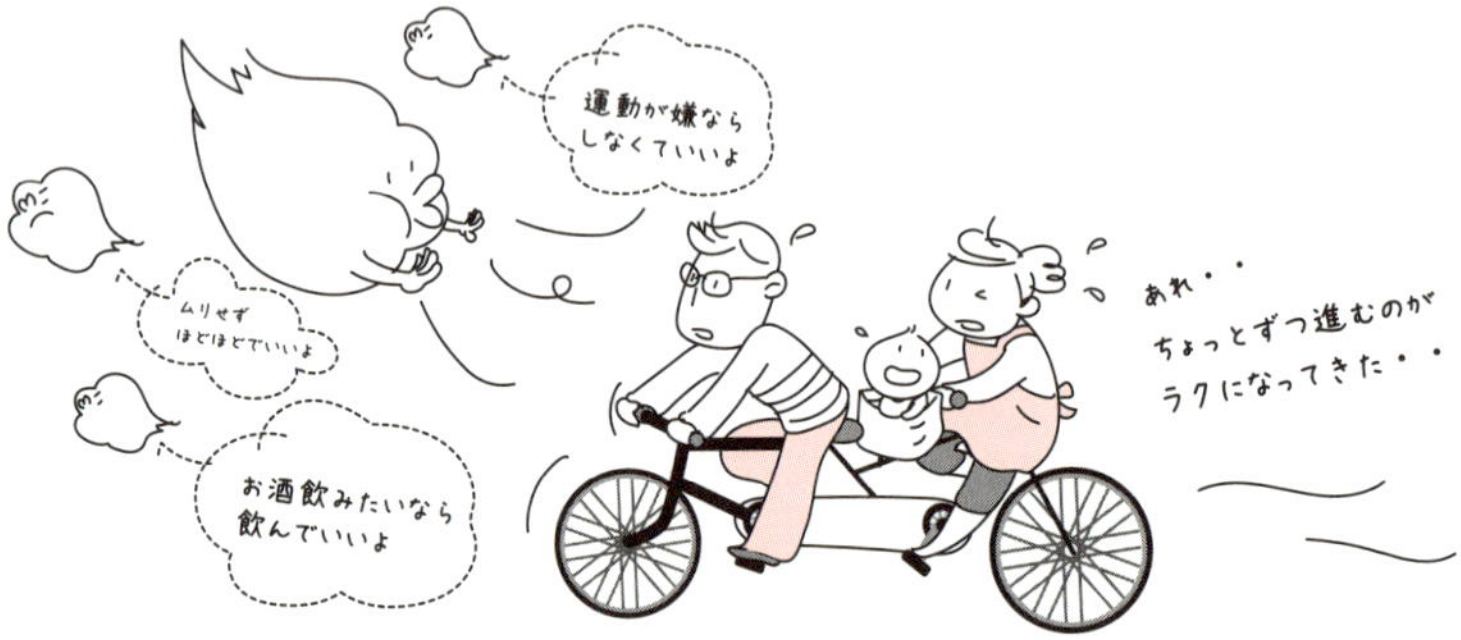
運動が嫌なら
しなくていいよ
ムリせず
ほどほどでいいよ
お酒飲みたいなら
飲んでいいよ
あれ・・
ちょっとずつ進むのが
ラクになってきた・・

快の原理

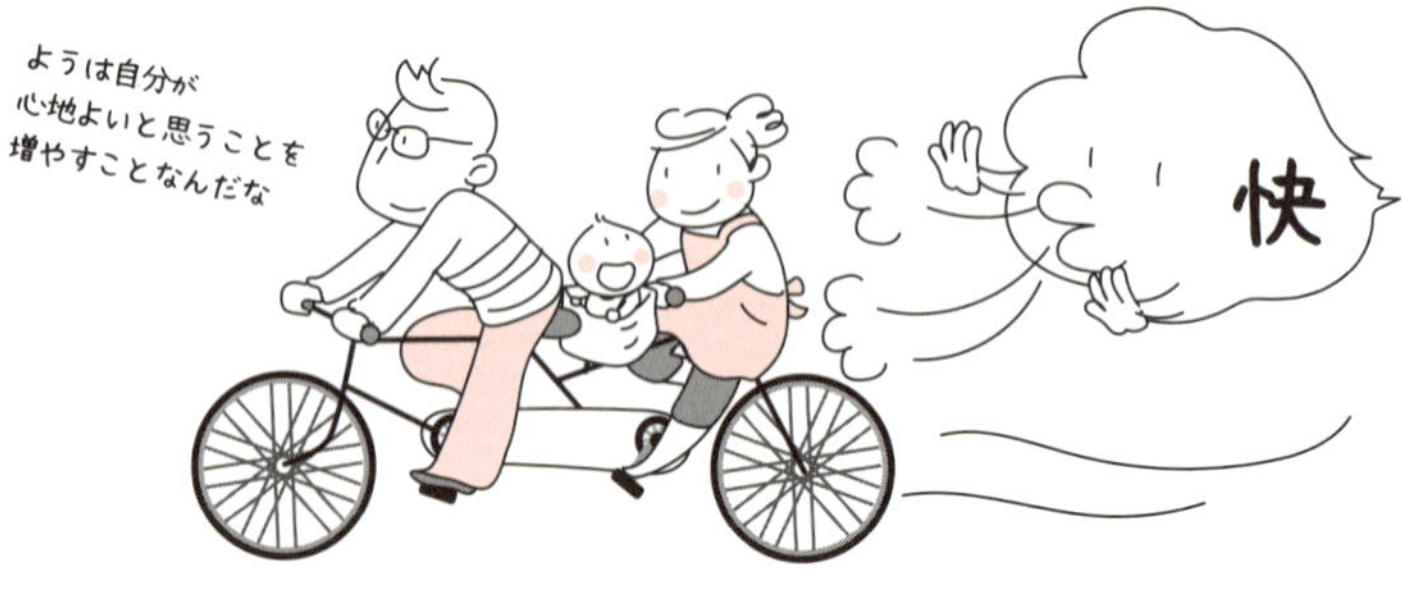
ようは自分が
心地よいと思うことを
増やすことなんだな
快

BOOCS三原則

三つの自己選択で脳が変わる

ＢＯＯＣＳ三原則を実行できれば、なぜ生活習慣が変わっていくのか、漢字の「人」文字をモデルで説明するとわかりやすいでしょう。

次ページ図Ａは、人間が脳と他の臓器・手足などと支え合って生きている存在であることを示しています。適当な力が加わっているときは、人文字積木はバランスが取れて立つことができます。

現実の人間もまた、適正なストレスがあればこそ倒れることなく生命維持システムが働き、活動的になることができるわけです。

ところが、図Ｂのように過剰なストレスが加わると、過ぎたるは及ばざるがごとしで、暴風にさらされた家と同様に何らかの外からの「支え」が必要となります。ただ残念なことに、多くの人々にとっては健康によくないタバコやアルコールなどが、とりあえず急場しのぎの「支え」として使われ、それがいつの間にか習慣化しているのが実情であろうと考えられます。

しかし、たとえば愛煙家にタバコが毒だからと言って、直ちにそれを中止することだけを指示したらどうなるでしょうか。まず、習慣化した行動をそんなに簡単には本人が止められないということが予測されますが、それよりもその習慣を無理に禁止することは、むしろ大変危険なことだと考えるべきなのです。なぜなら、他の妥当な「支え」抜きにタバコを取り上げることから始めると、タバコ以上に強大な毒の作用を持つストレス（その質と量は人によって千差万別です）が表面化して、もっと大きなマイナス効果が出ることが強く予想されるからです。

つまり、タバコは毒（中位の毒）をもって毒（ストレスという大きな毒）を制しているわけで、ある局面では、あたかも薬のような役割を果たしていることになります。これが、第二原則が重要となる理由です。それでは、悪い習慣を永遠に続けることになるのではないか、という疑問が生じる

図A

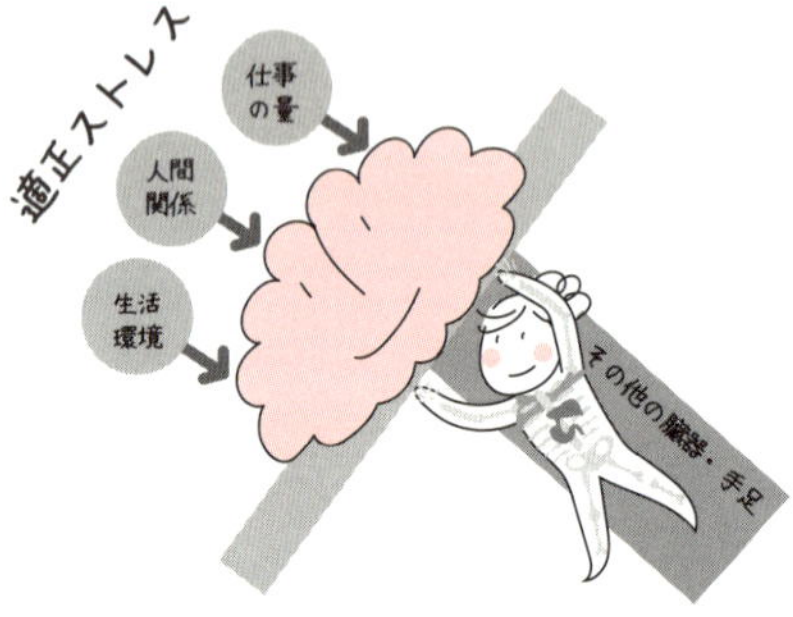

でしょうが、図Bのように良い支え（その内容は人によってそれぞれ）を開始すれば、悪い支えが結果として抜け落ちてきます。禁止しないにもかかわらず、タバコや酒が飲めなくなるのです（アルコール依存症などの病気の場合はこれほど単純ではないので、ここでは省略します）。

良い支えとは、第三原則「健康に良くて、しかも自分のとても好きなことを一つでもよいから始める」ことです。

最初に、第一原則がなぜ成立するのかと言えば、嫌いなものを強制されるほど強大なストレスは他にあまりないからです。つまり、健康に良いことをするメリットより、嫌いなことを強制されるマイナス効果の方がはるかに大きいのです。まずは積極的なマイナス行動になることはやるべきではありません。

こういう説明をすると、わがまま、放縦、自堕落を認めることになると短絡的に考える方が医療のプロ、アマを問

図B

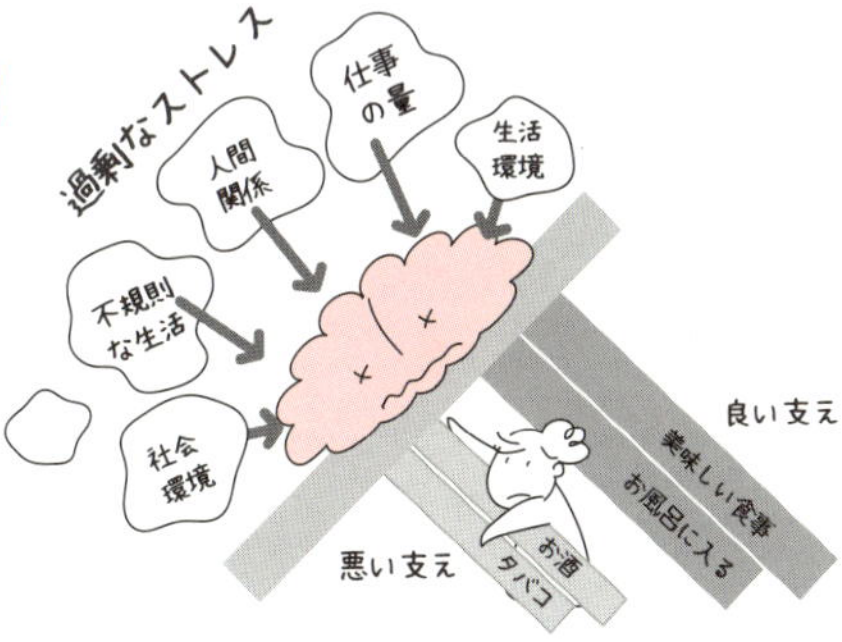

わず多いのですが、これらの諸原則は全くそれとは違うものだということを理解していただく必要があります。

快食が変える味覚スイッチ

疲れた脳を癒すためには、まず五感を通して脳にアプローチします。五感は「視覚」「聴覚」「嗅覚」「味覚」「触覚」「の5つですが、比較的誰もが取り入れやすいのが「味覚」です。なぜなら、どんなに忙しくても食べることは毎日欠かさない習慣だからです。そこでBOOCSでは五感のなかで「味覚」から始めることをお勧めしています。そこで心地よく食べる「快食」からスタートします。

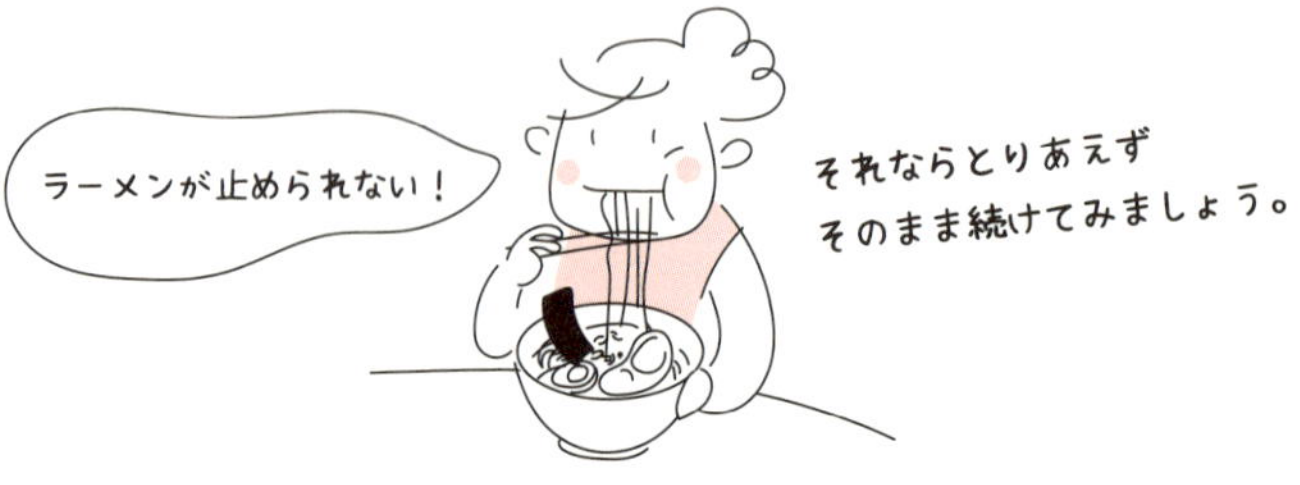
ラーメンが止められない！
それならとりあえず
そのまま続けてみましょう。

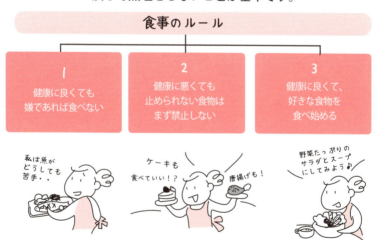

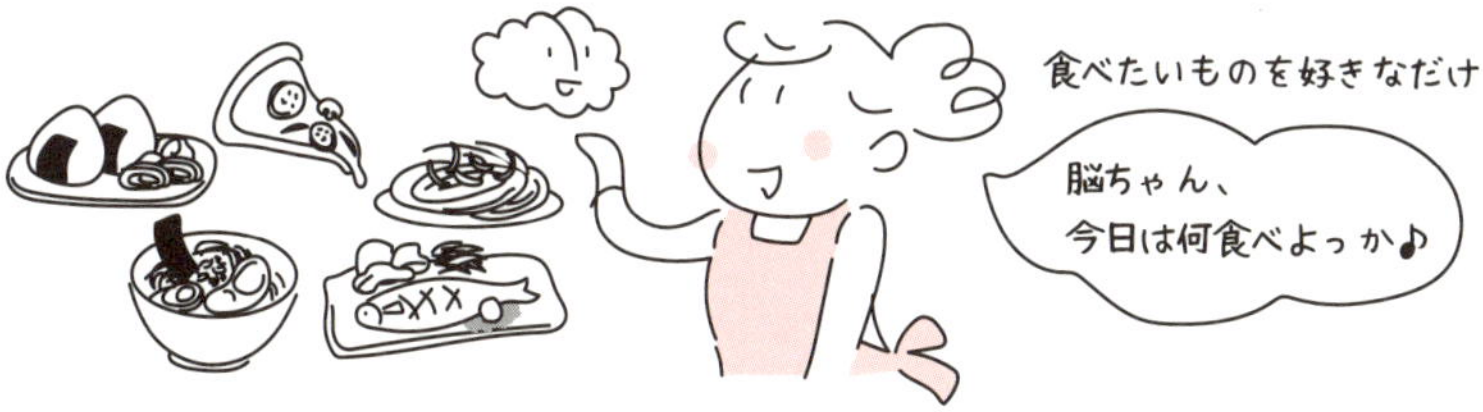
食べたいものを好きなだけ
脳ちゃん、
今日は何食べよっか♪

まず"心地よく食べること"から始めましょう。
決して無理をしないことが基本です。

食事のルール

1
健康に良くても
嫌であれば食べない

2
健康に悪くても
止められない食物は
まず禁止しない

3
健康に良くて、
好きな食物を
食べ始める

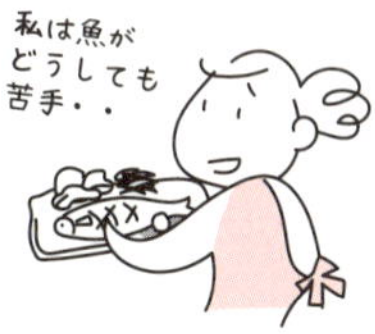
私は魚が
どうしても
苦手・・

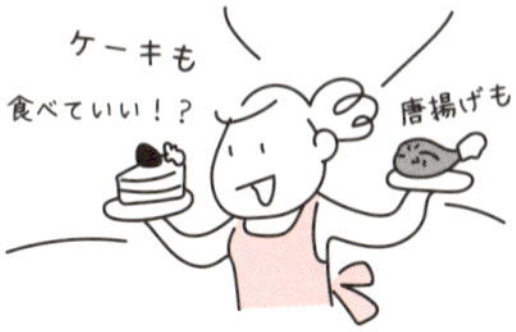
ケーキも
食べていい！？
唐揚げも！

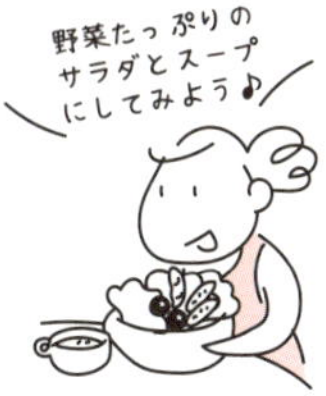
野菜たっぷりの
サラダとスープ
にしてみよう♪

BOOCS食事ルール

ＢＯＯＣＳ三原則を食事ルールに置き換えたのが前ページの食事ルールのイラストです。

食事ルール①「健康に良くても嫌であれば食べない」

食事ルール②「健康に悪くても止められない食べ物はとりあえずそのまま続ける。決して禁止しない」

食事ルール③「健康に良くて好きな食べ物を食べ始める」です。

この3つをすべて実行できると「脳疲労」が解消し症状が改善してきます。

具体的にもう少し説明しましょう。食事ルール①は「健康に良い食べ物」、たとえば「毎日野菜を350g食べましょう」というのは聞いたことがあるでしょう。350gは両手のひらいっぱいくらいの量です。もしあなたが野菜を好きなら、ぜひモリモリ食べてください。しかし、もし野菜が嫌いならどうやって350gも食べようかと思い悩む必要はありません。嫌いであれば「健康のために」という理由で無理に食べることはしなくて良いのです。野菜でも魚でも、嫌いであれば食べてはいけません。運動も同じで、動きたくないときには「健康のために運動しなくちゃ」と思う必要もありません。嫌いなことほど、人にストレスを与えるものはないからです。その結果、「脳疲労」がひどくなり逆効果になるのです。

三原則の第二原則、食事ルール②も、言葉の通りです。食べたい欲求を抑えると「食べてはいけない、辛い」というストレスが増します。したがって、ラーメンでもケーキでも、どうしても止められないものはとりあえず自分を許してあげましょう。まずは今の自分の思いを満たしてあげることが先なのです。これを禁止するとますます「脳疲労」がひどくなり、もっと不健康な生活習慣につながってしまいます。

ありのままの自分をまず認めておいて、次の食事ルール③「健康に良くて好きな食べ物を食べ始める」を実行すると、驚くことに1～2週間でラーメンやケーキなどを必要としなくなってきます。次第に健康な生活習慣へと変わっていくのです。

脳が変わると人の行動も変わります。これは実際体験しないとわかりませんが、体験された方は「本当に不思議！」と口にされます。

快食のスタートは夕食からがやりやすい

快食とは、「自分の食べたいものを、十分に満足できる量を摂取することで、楽しい、幸せを実感するための食事」です。一日のうち、どこかで思う存分、心地よく満足いく食事を楽しむことが重要です。

心地よさを味わうために、BOOCS 食事ルールに従ってスタートしてください。「快食」は夕食から始めるのがお勧めです。なぜなら、①食事時間がゆっくり取れる②夕食にたくさん食べたい人が多い　③家族や親しい仲間と一緒に食事を楽しめるからです。BOOCSクリニックの外来の患者さんも9割以上の方が夕食からスタートされます。

その例をイラストでご紹介しましょう。まず「快食」をBOOCS食事ルールに従って夕食からスタートします。良い食素材のなかから「自分の好きなもの、美味しく食べられるもの」を選んでたっぷり満足するまで食べてください。脳に美味しさを伝えるためにもゆっくり時間をかけて食事を楽しみましょう。短時間では脳は味覚を通して美味しさを感じることができないからです。

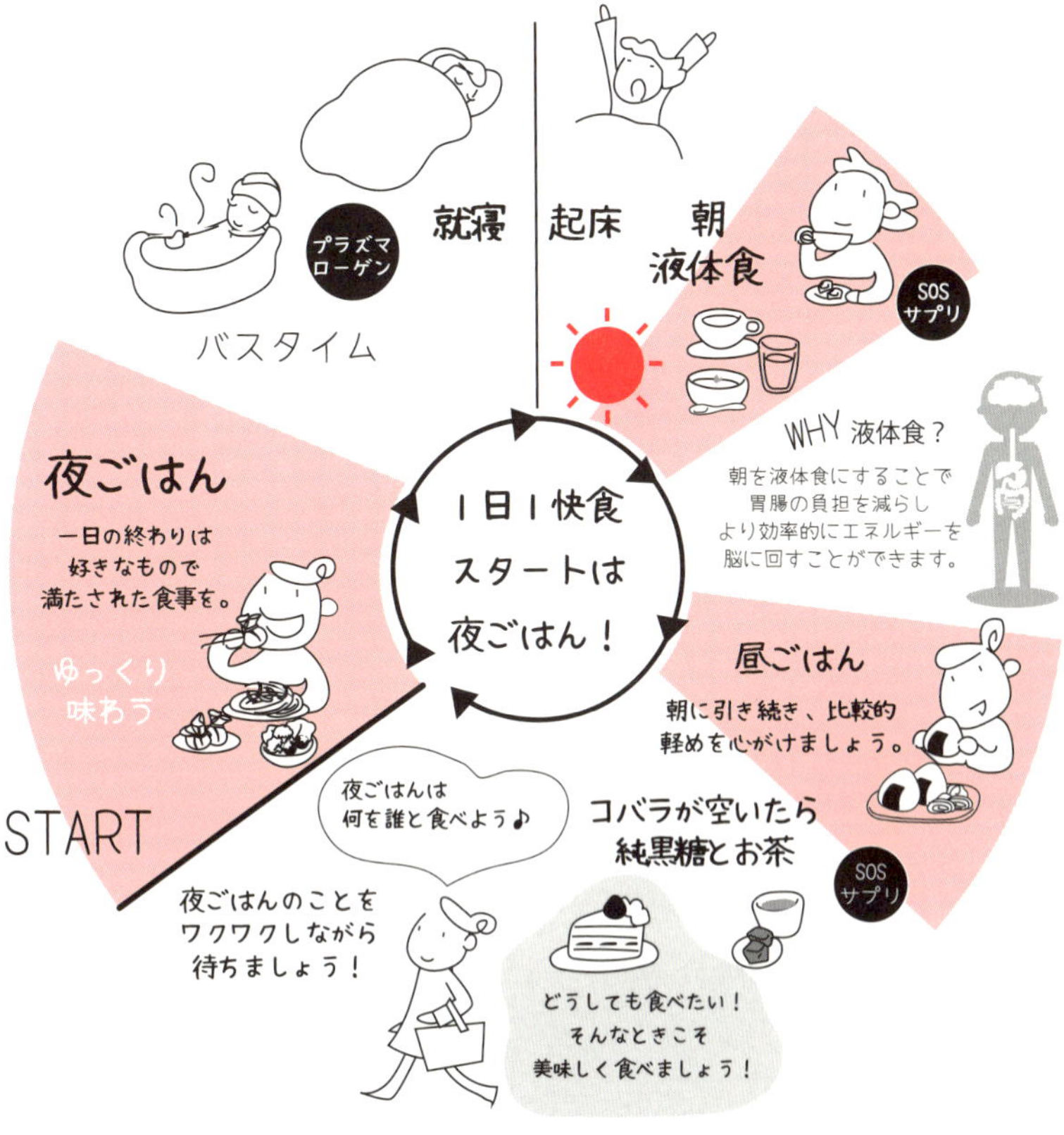
就寝
起床
朝
液体食
プラズマローゲン
バスタイム
SOS
サプリ
WHY 液体食？
朝を液体食にすることで
胃腸の負担を減らし
より効率的にエネルギーを
脳に回すことができます。
1日1快食
スタートは
夜ごはん！
夜ごはん
一日の終わりは
好きなもので
満たされた食事を。
ゆっくり
味わう
昼ごはん
朝に引き続き、比較的
軽めを心がけましょう。
START
夜ごはんは
何を誰と食べよう♪
コバラが空いたら
純黒糖とお茶
SOS
サプリ
夜ごはんのことを
ワクワクしながら
待ちましょう！
どうしても食べたい！
そんなときこそ
美味しく食べましょう！

ほとんど料理をされない方は〝手作りのお惣菜〟を買ってきましょう。日常的に義務感で作っている方はまずは外食したり惣菜を買ってきたりして、しばらく「何も作らないこと」から始めましょう。少しだけ余裕があるという人は、全部料理しなくても、一品だけでも手作りがあれば十分です。また、ご家族に作ってもらう場合は、皆の協力が必要です。ぜひリクエストしてあなたの食べたいものを作ってもらってください。みんなでワイワイ楽しく、ゆっくり時間をかけて味わうことが快食のポイントです。もちろん一人暮らしの方は自分なりの食事の楽しみ方を見つけてください。また家族の世話に追われて自分のための食事がゆっくりとれない人は、ときには一人で楽しむことも大事です。

体に良い食材と食べる順番

夕食は先に野菜、タンパク質、油脂類、そして最後に穀類（ご飯やパン、麺など）の順番で自分の好きなものを選んでゆっくり味わいながら美味しく食べてください（左ページイラストを参照）。魚、豆腐や納豆（大豆製品）、肉、卵などのおかずから先に楽しみましょう。魚にはオメガ3という良い脂が多く含まれていますが、魚類の量が少ないと

夕食は和食中心に一点豪華主義で楽しく食べよう！

洋食や中華料理も食べたいときには食べてください。

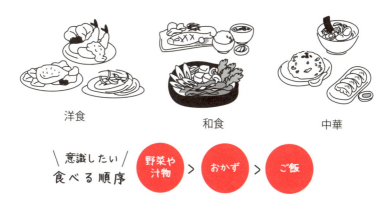

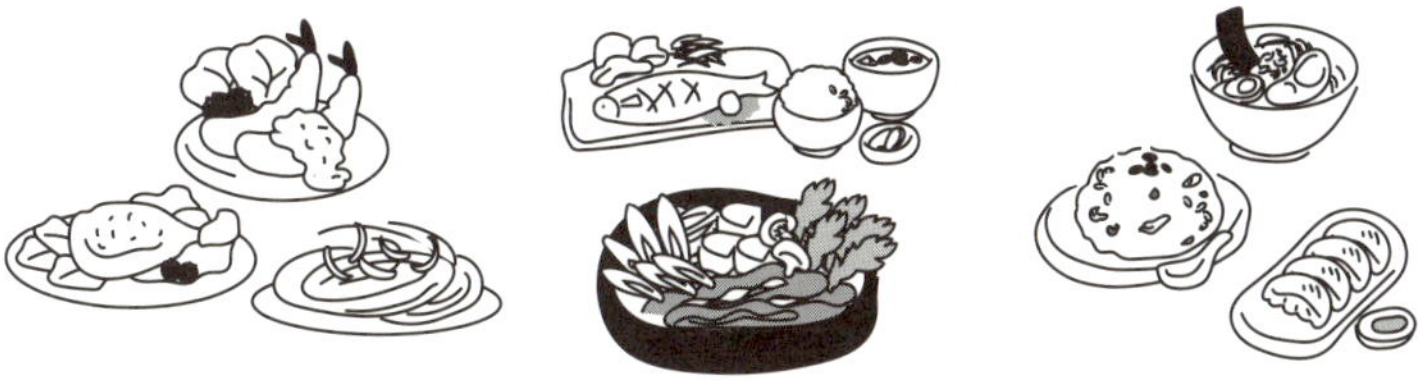

洋食　和食　中華

＼意識したい／
食べる順序

野菜や汁物 ＞ おかず ＞ ご飯

良い食材とは？

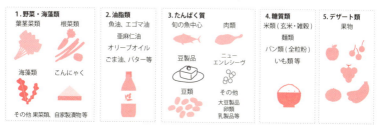

きは、エゴマ油や亜麻仁油などのオメガ3を摂ることで脂質のバランスを良くします。でき上がった料理にふりかけるとよいでしょう。

日本食は作るのが面倒なイメージを持つ人がいるかもしれませんが、かつおぶしや昆布のだし汁のストックを作っておけば時間短縮にもなりますし、冷凍保存も可能です。市販の天然だしも上手く活用しましょう。だしスープに亜麻仁油をたらすとコクが深まり美味しいスープになります。最後に（欲しければ）ご飯やデザートを楽しみましょう。

ご飯は胚芽米や五分づき米、玄米などがお勧めですが、苦手であれば白米から始めましょう。楽しく食べることは基本ですが、良い食素材にも目を向けましょう。日本には世界からも注目される素晴らしい食材がたくさんあります。素材が良ければ料理の仕上がりを引き上げることができますので、今一度買っている食材を見直してみましょう。

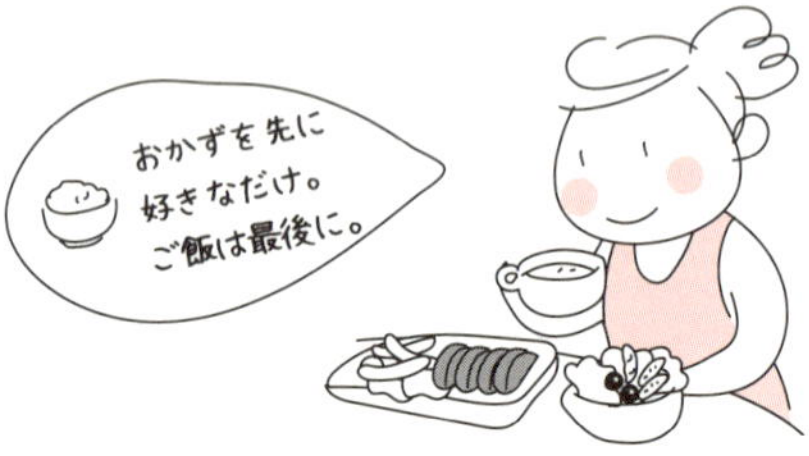

朝食は液体食で。

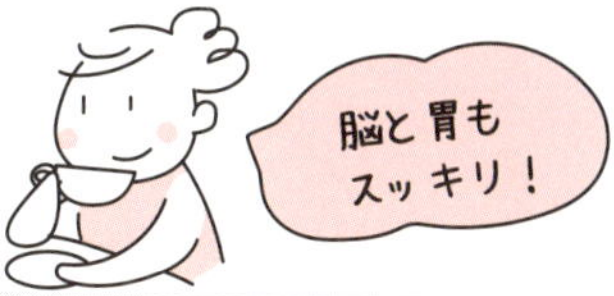
脳と胃も
スッキリ！

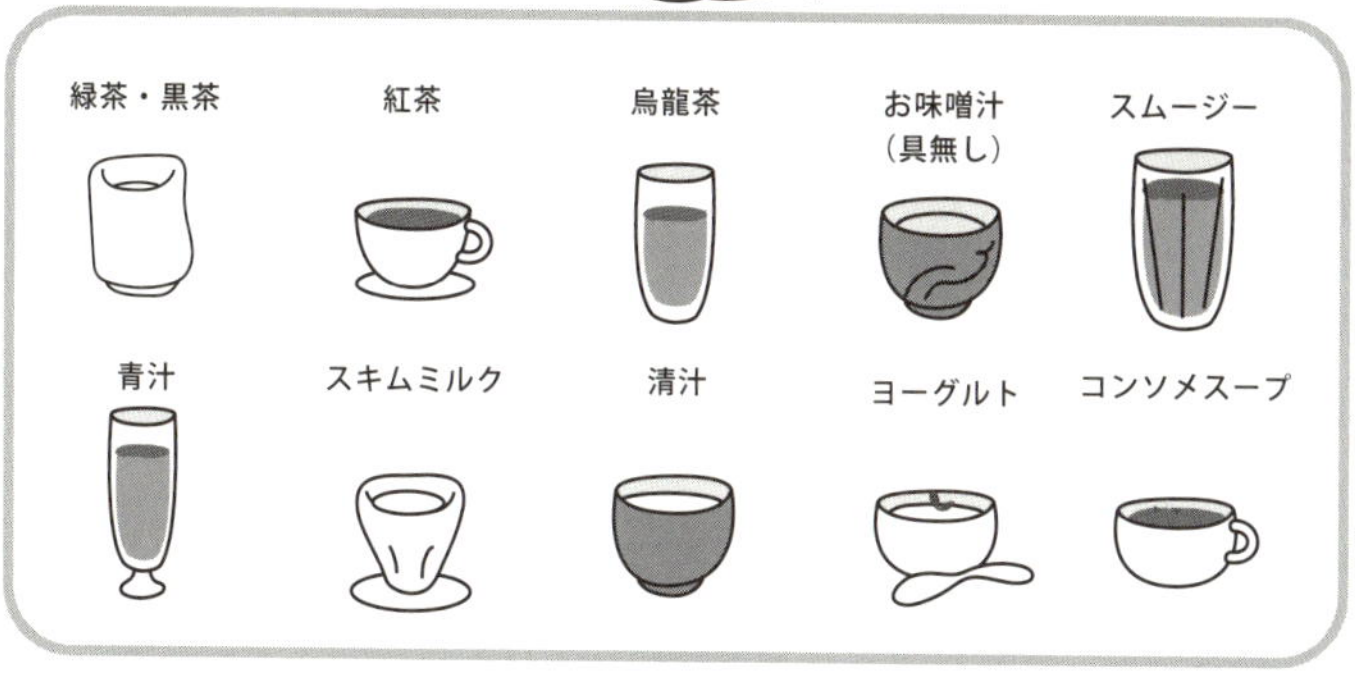
緑茶・黒茶
紅茶
烏龍茶
お味噌汁
（具無し）
スムージー
青汁
スキムミルク
清汁
ヨーグルト
コンソメスープ

昼食も軽めで夕食のワクワク感をアップ。

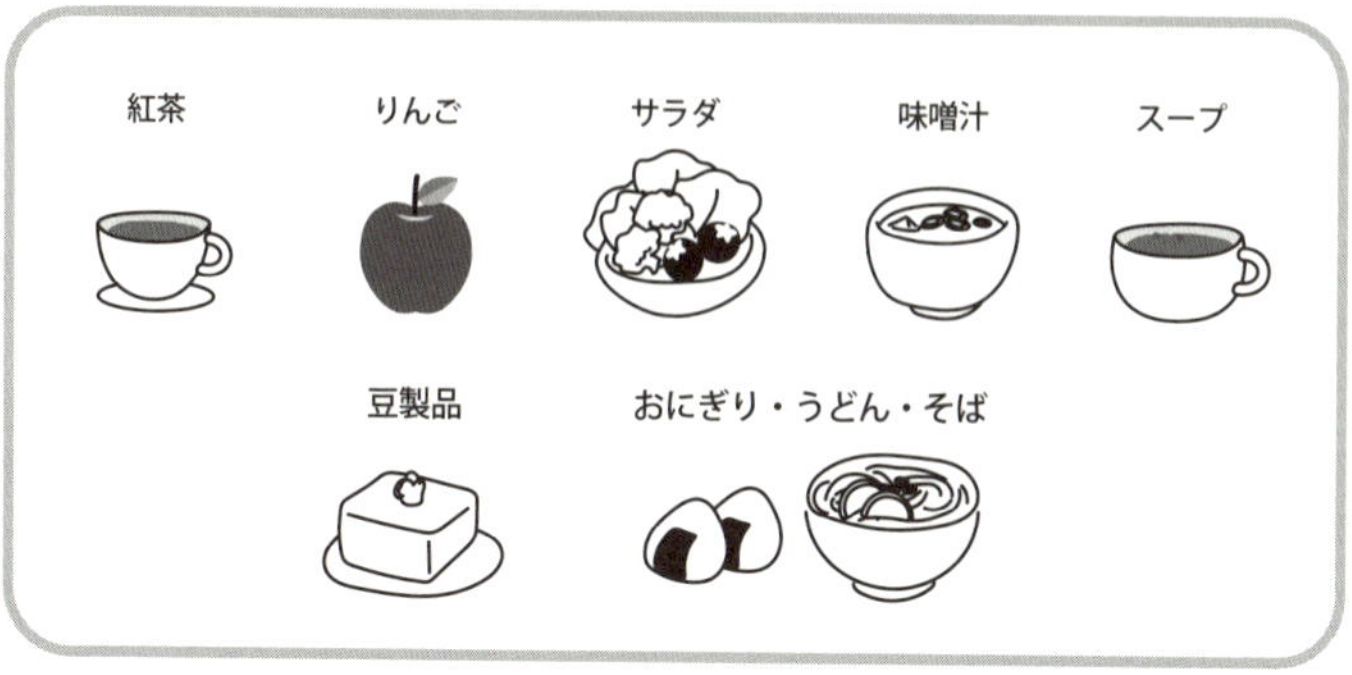

朝の液体食と昼食のとり方が「快食」への決め手

●朝の液体食で脳スッキリ

快食を夕食で十分にとると、多くの人が朝食は固形食を欲しいと感じなくなります。その場合は前ページのイラストで示した「液体食」中心の朝食がお勧めです。良質の水分や液体食をとれば、胃や腸が楽になり頭がスッキリすることがわかっています。多くの人が健康のために習慣的に、義務的に朝食にご飯やパンなど固形食をとっていますが、昔とは違って夜が遅くなって朝ぎりぎりに起きて、バタバタと朝食をかき込むような食べ方をしている方には「液体食」がお勧めです。

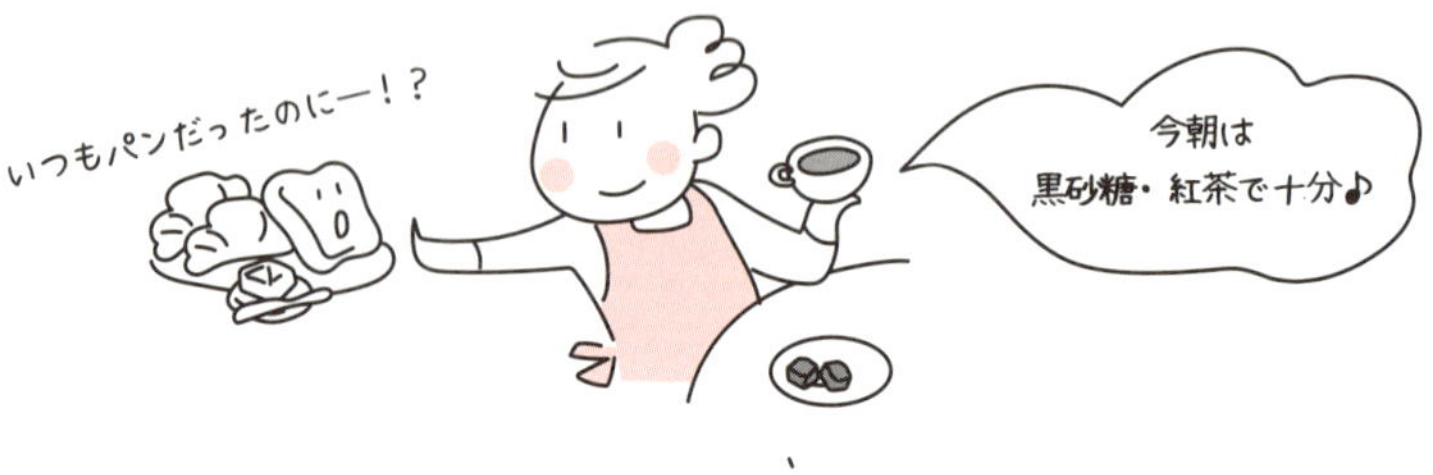
いつもパンだったのにー！？
今朝は
黒砂糖・紅茶で十分♪

●昼食の「軽食」でワクワク空腹感を倍増

昼食は夕食まで楽しみに待てる程度の軽めにしましょう。ただし、イライラするような空腹感は要注意です。脳が飢餓状態と錯覚して燃焼モードではなく貯蓄モードになってしまい、エネルギーを消費せずに溜め込みやすくなってしまいます。

こういう場合は昼食が食べ足りないので食べ足してあげることが必要です。夕食まで待つ感覚は少し練習しないとわかってきませんので、毎日自分のお腹と相談しながら試してください。この時期は、何度も倒れながら少しずつ上手になって自転車の乗り方のコツを覚える期間のようなものだと理解しておきましょう。失敗を恐れずに繰り返してください。やがて自分の感覚がピタッとはまるときがやってきます。そして夕食へのワクワク感、脳の期待感が増し、快食が実行できるようになるでしょう。夕食に食べたいもの

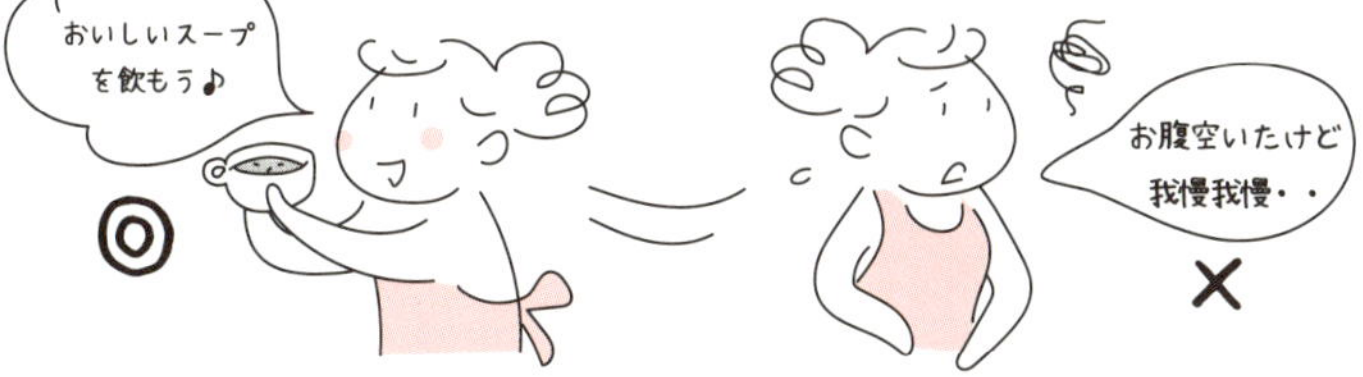
おいしいスープを飲もう♪
お腹空いたけど我慢我慢・・
お腹と相談して、夕飯を楽しく待つことを試そう

が浮かぶようになったらしめたものです。

昼食は、43ページのイラストの、昼食の具体例を参考に好きなものを順番に食べ始めましょう。それ以外でも食べたいものが思い浮かんだらそれも食べてください。その日の気分で、昼食に「快食」を持ってくることもOKです。一日のうちで一番ゆっくり美味しく食べられる時間帯が、あなたにとっての「快食」タイムとなります。

●間食のとり方

BOOCSを実行して慣れるまでは、食間で空腹になることがあります。そのときの空腹感が、**イライラ**するのであれば決して我慢しないでください。**「急性脳疲労」**が起こっています。すぐに対応が必要です。そこで甘いものが欲しければ一番手軽で美味しくて、即効的で、そして何よりも健康に良い食べ物があります。黒砂糖です。「脳疲労」

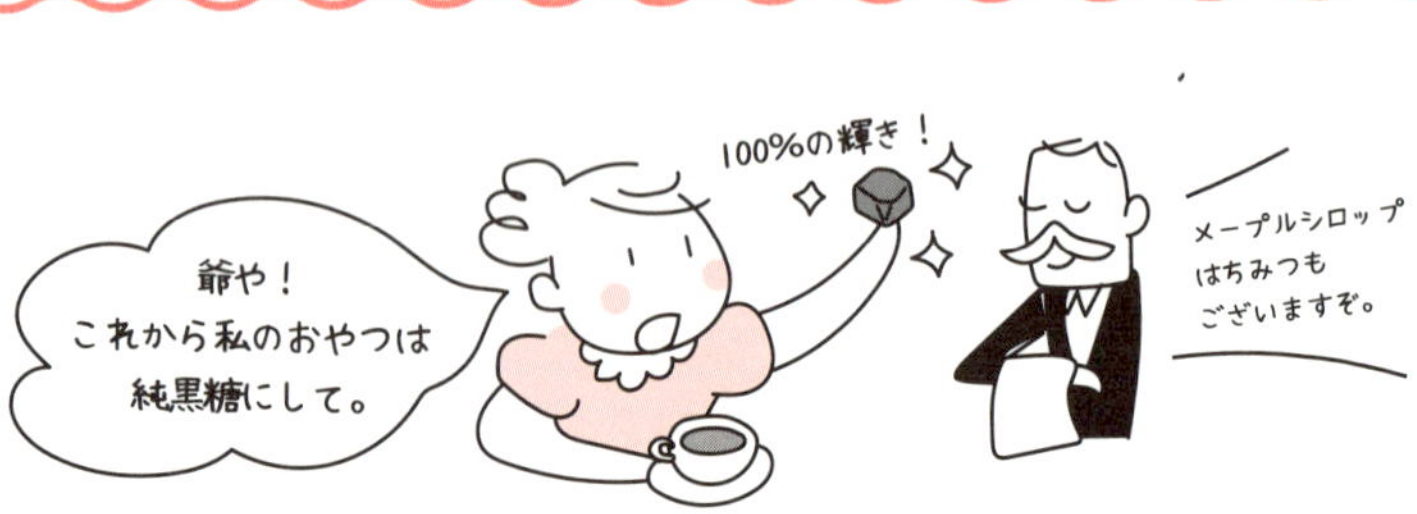
爺や！
これから私のおやつは
純黒糖にして。
100%の輝き！
メープルシロップ
はちみつも
ございますぞ。

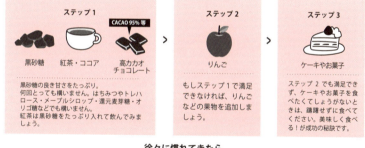

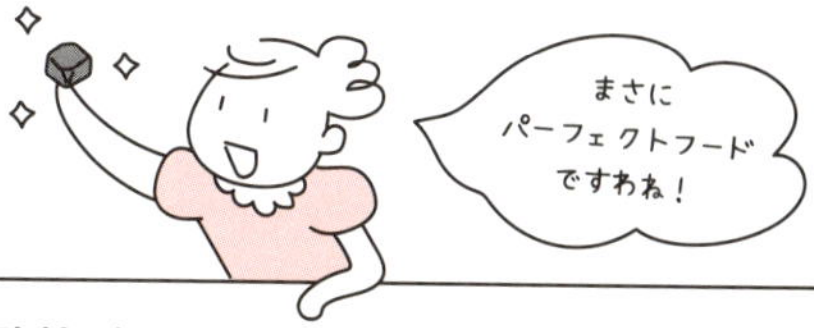
まさに
パーフェクトフード
ですわね！

素晴らしい黒砂糖パワー

黒砂糖は、カルシウム・カリウム・マグネシウムなどのミネラルとビタミン B1・B2・ナイアシンなどのビタミン B 群を多く含みます。これらは白砂糖には含まれません。

ただし、さとうきび 100%で作ったものでないと効用は期待できません。水飴、ざらめなどを含まない「純黒糖」と表示されているものを選んでください。

<カルシウム>
骨の成分で、不足すると骨粗鬆症につながります。

<カリウム>
神経伝達・血圧調整などに重要な役割を担っています。

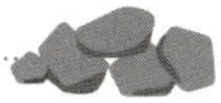

<マグネシウム>
マグネシウム不足と糖尿病の関係が注目されています。

<ビタミン B 群>
効率の良いエネルギー生産に欠かせない栄養素です。

もし食間にお腹が空いたら -3 ステップ -

脳リセットプログラムを実行して慣れるまでは、食間で空腹になることがあります。
そのときの空腹感が、イライラするものであれば決して我慢しないでください。一番手軽で美味しくて、即効的で、そして何よりも健康に良い方法があります。できることから始めましょう。

ステップ 1

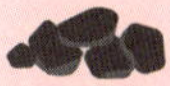

黒砂糖

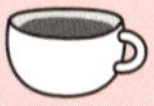

紅茶・ココア

CACAO 95% 等

高カカオチョコレート

黒砂糖の良き甘さをたっぷり。
何回とっても構いません。はちみつやトレハロース・メープルシロップ・還元麦芽糖・オリゴ糖などでも構いません。
紅茶は黒砂糖をたっぷり入れて飲んでみましょう。

＞

ステップ 2

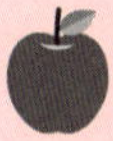

りんご

もしステップ 1 で満足できなければ、りんごなどの果物を追加しましょう。

＞

ステップ 3

ケーキやお菓子

ステップ 2 でも満足できず、ケーキやお菓子を食べたくてしょうがないときは、躊躇せずに食べてください。美味しく食べる！が成功の秘訣です。

徐々に慣れてきたら

空腹感が “今晩の夕食は何にしよう” という期待感として受け取れるなら、
夕食まで食べるのを待ちましょう。これは「脳疲労」が治る最初の兆しです。

を解消するときに非常に有効です。100%の純黒糖を選んでください。白砂糖に比べミネラルやビタミン、ポリフェノール類などが多く血糖の上昇が穏やかなためです。黒砂糖であっても、純黒糖の表示がない場合、ザラメや白砂糖に近いものが混ざっていることがあり、体に負担をかけてしまいます。黒砂糖が苦手であればメープルシロップ（100%）、はちみつ（100%）、トレハロース、還元麦芽糖などがお勧めです。黒砂糖だけでは満たされないときは、前ページの間食のイラストを参考にしてください。甘いものが苦手な方は高カカオチョコレート、あるいは昆布、ドライ納豆、ナッツ類などの「噛む間食」がお勧めです。

●SOSサプリ

「脳疲労」の強い方ほど、食事内容が乏しく栄養失調になっている方が多く見受けられます。なぜなら「脳疲労」

SOSサプリメント

現代人の食の実施調査によると、「脳疲労」に陥っている人ほど、脳疲労のせいで
自分の食べたいものと体が必要としている食べ物とのズレが起こり、カロリー的には高いが
質的に貧しいという傾向があります。そこで脳の嗜好プログラムが変わるまで、医学的、
栄養学的なサポートとなるSOSサプリメントが研究・開発されました。

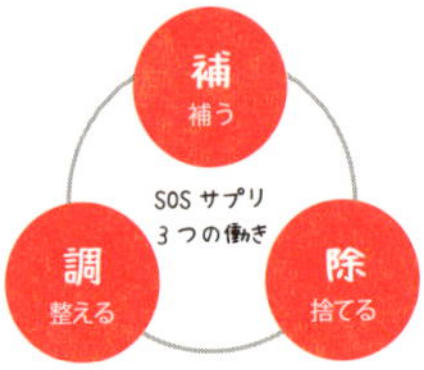

補　体に必須の基本的な栄養素を補います。

調　機能性物質や生理活性物質で体を整えます。

除　余分なものを捨てます。

から五感異常が起こっていて、味覚が変化しているために健康に良くないものを好む傾向にあるからです。したがってBOOCSのスタート時には、第三原則の「健康に良くて自分が好きなものを食べ始める」ことが十分にできない方が多いのです。しかし「脳疲労」を取るためにはBOOCS三原則すべてを実行できないと良循環にチェンジできません。そこで味覚が改善し、食事ルール③を実行できるようになるまでの数ヵ月間を、良き食事のエッセンスでサポートしてあげるとうまくいきます。そのために私が開発したのが、SOSサプリです。

SOSとはSuper Oneself-Saveの略で自己治癒スーパー支援を意味します。もちろん緊急に救助を求める合図であるSOS（エスオーエス）という意味も含んでいます。あなたの体を緊急サポートする最初の杖となります。

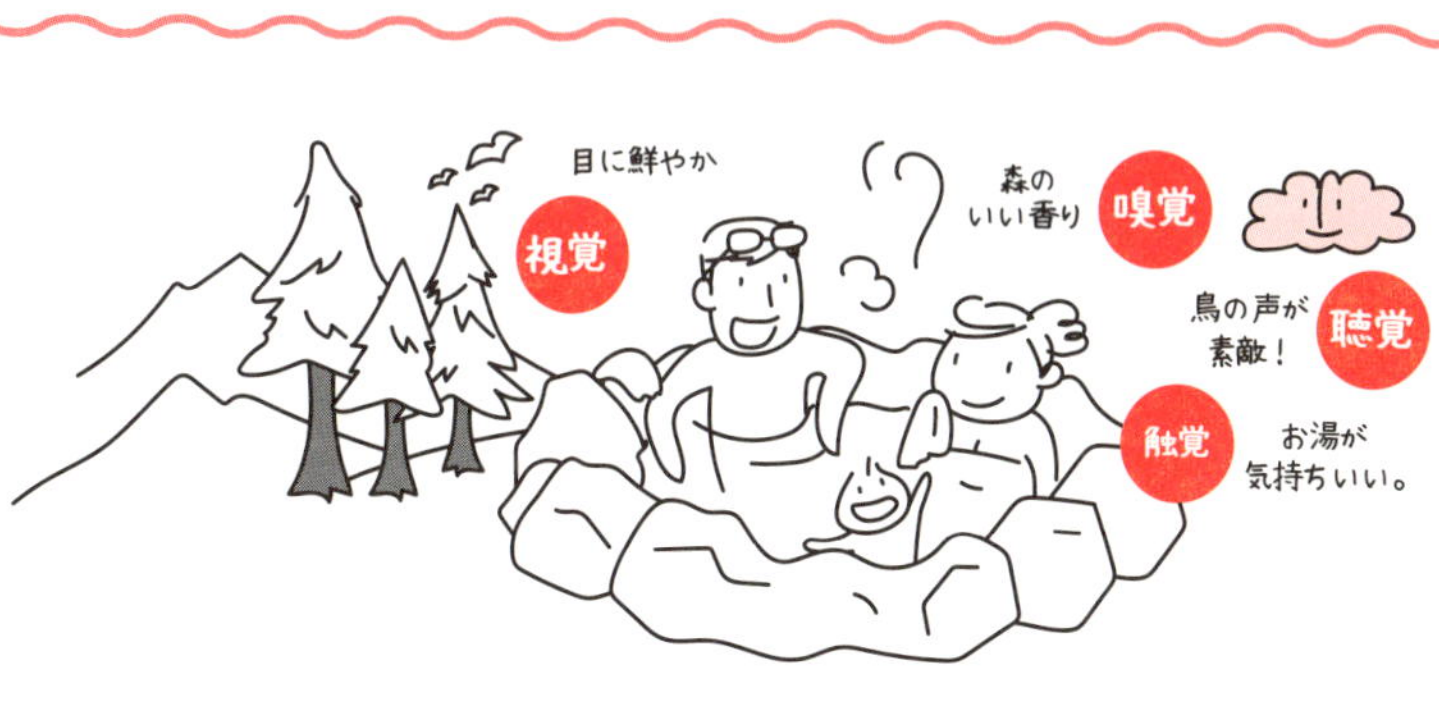
目に鮮やか
視覚
森のいい香り
嗅覚
鳥の声が素敵！
聴覚
触覚
お湯が気持ちいい。

●その他の五感スイッチも「快」で変える

　これまで味覚を通して脳に快感覚を与えることで「脳疲労」を解消する方法をご紹介しましたが、五感には味覚以外に「嗅覚」「触覚」「聴覚」「視覚」があります。これらを通して心地よい感覚を得ることも「脳疲労」の改善につながります。良き支えが多いほどストレスに打ち克つ力となります。自分に合った心地よいことを大いに見つけましょう。

BOOCSで病気が改善

●BOOCS実行で行動異常が改善する

「脳疲労」を取るBOOCSを実行すると、1ヵ月くらいで「甘い食べ物」「塩辛いもの」「脂っこいもの」が好きだった人の多くが「あまり食べなくなった」、「量が減った」と答え

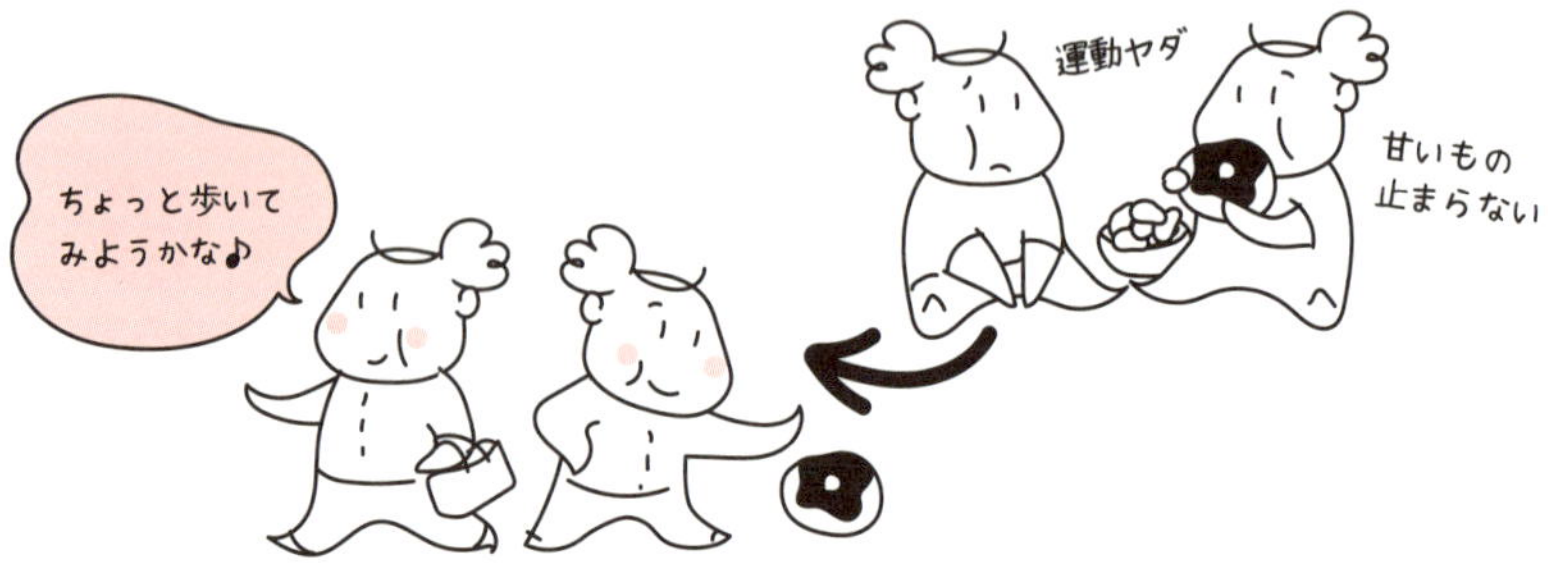

運動ヤダ
甘いもの止まらない
ちょっと歩いてみようかな♪

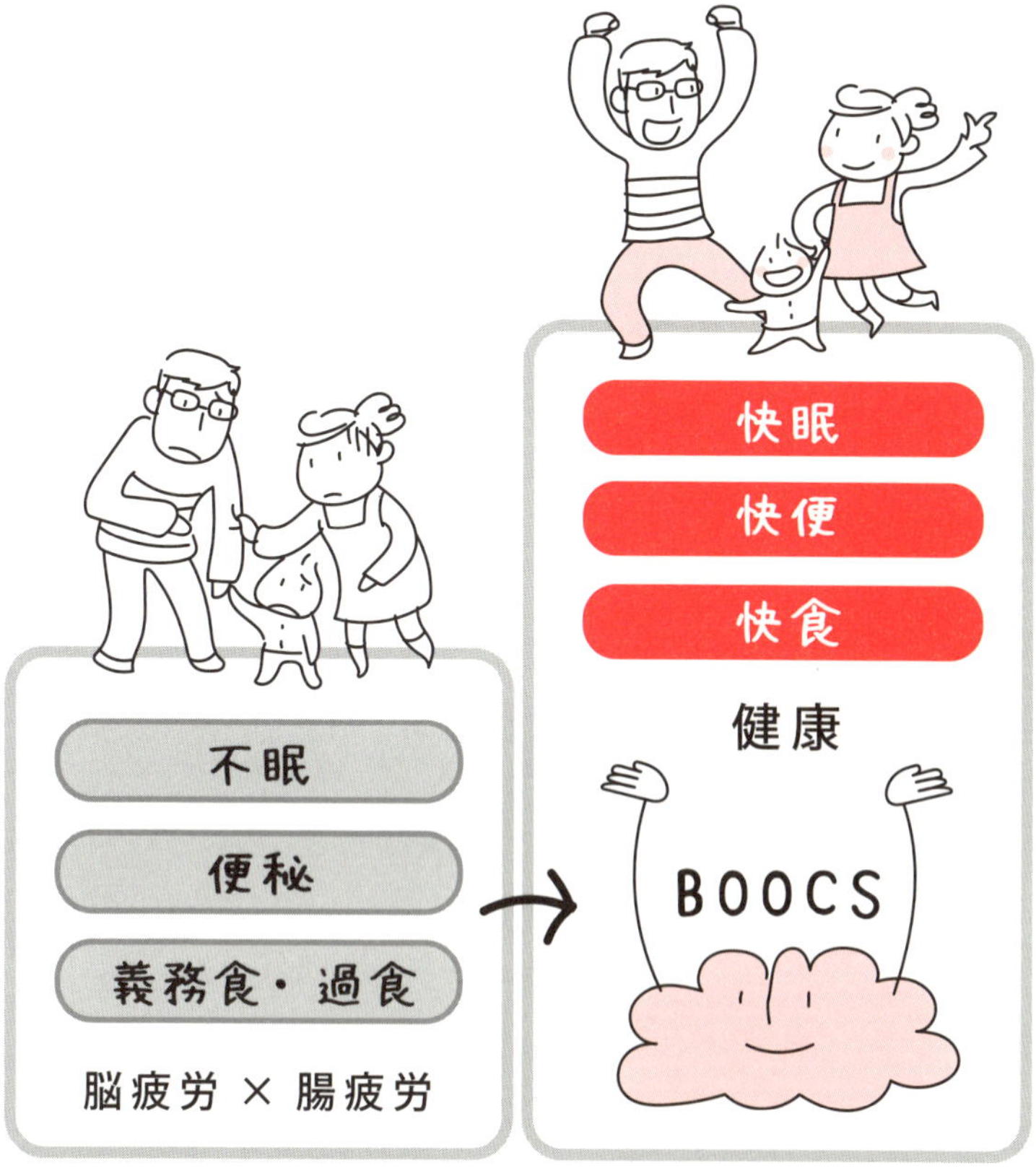
不眠
便秘
義務食・過食
脳疲労 × 腸疲労
快眠
快便
快食
健康
BOOCS

ています。味覚テストを行うと正解率が有意に増えており、実際に味覚の感度が良くなっています。BOOCSによって「脳疲労」が取れ、五感異常が正常化したからです。

一方、運動も最初はしたくない人が圧倒的に多く、BOOCS開始時はその第一原則に従って「運動はしたくなければ、してはいけません」とアドバイスします。すると皆さんはほっとされ安心して休むことができ、「脳疲労」が取れて元気が出てくると、自然と動きたくなり活動的になっていきます。以前に最大酸素摂取量という体力の指標をBOOCS実行の前後で測定したことがありますが、実行後には最大酸素摂取量が有意に改善することを確認しています。

●らくらくと体重減少

九州大学健康科学センターで単純性肥満23名（男6名、

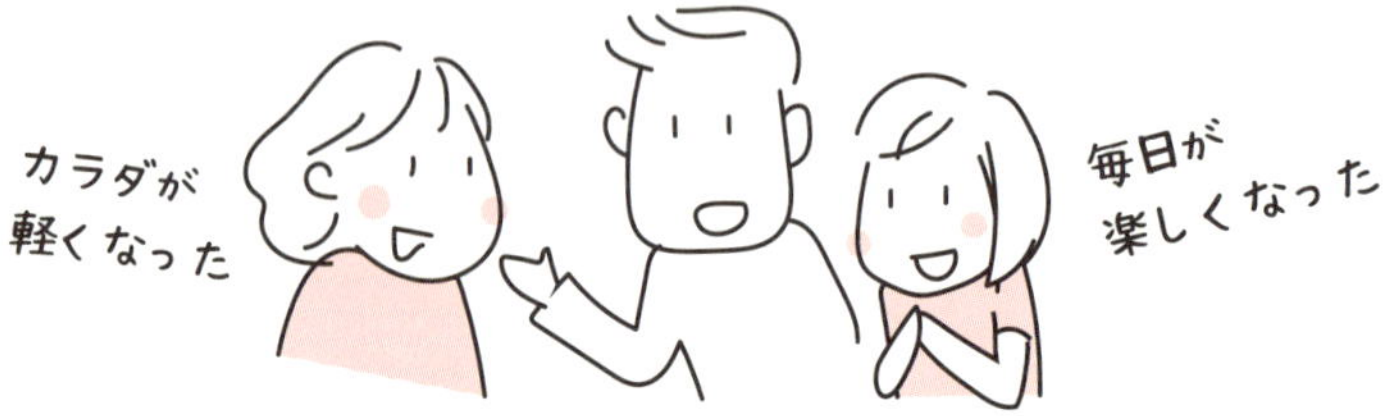

女17名）にBOOCSを実践していただき、それをまとめたのが最初の研究です。参加者の平均BMIは29・9％で肥満度1度でしたが、1ヵ月後、体重は平均で3・3kg（最大7・4kg、最小2kg）減少しました（健康科学13巻1991）。

ここで興味深かったのは、BOOCSの実践では通常の食事制限療法にしばしばみられるような、飢餓感による苦痛や食べることに対する罪悪感が全くなかったことです。そして参加者からは「明るい気分になった」「元気になった」「体が軽い」「きつくない」というたくさんの声を聴くことができました。

このような実績を基に現在私はBOOCSクリニックで治療を行っていますが、実際に効果があった方のケースをご紹介しましょう。

BOOCSケース①
お酒も楽しみながら半年間で17・3kg減量（40代・男性・会社員）

初診時の身長は180cm、体重は102kgでBMIが31・5の肥満（2度）の方でした。自覚症状としては1年前から毎朝3～4時に目が覚めるという早朝覚醒がありました。この方は6年前に転勤で福岡に赴任され、一人暮らしのため外食が多くなり、揚げ物を食べることが増えていたそうです。さっそくＢＯＯＣＳを実行していただくことにしました。2週間後に来院されたときには、夕食に食べたいものを食べて満足しておられましたが、まだ和食を食べる機会が少なくＢＯＯＣＳの第三原則を実行できていなかったので、ＳＯＳサプリを朝昼追加してもらいました。

1ヵ月後に体重は97・2kgと、5kgの減量となりました。体がスッキリされ、軽くなったと本人談。夕食の待ち遠しさも覚えるようになり、うまくいっていました。

ただこの方は缶酎ハイを飲まれていましたが、3缶で我慢していると言われましたので、我慢することではなく楽しむことをお伝えしました。

5ヵ月後に来院されたときには、毎日缶酎ハイを4缶美味しく楽しまれながら、体重は順調に低下し、14・3kg減

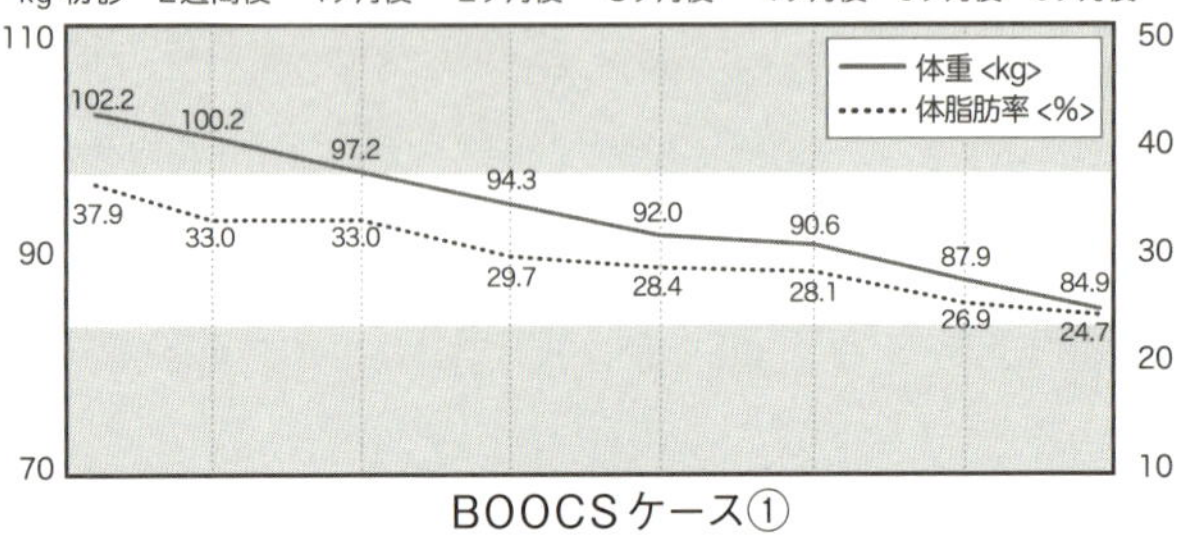

BOOCSケース①

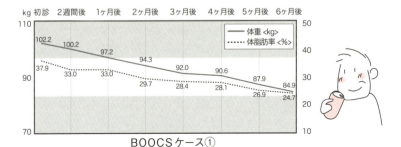

量できました。

2ヵ月経過した頃から夜中に目が覚めなくなり、無呼吸治療のためのCPAP（シーパップ）治療を確実に実行できるようになったことも功を奏しました。半年後には84・9kgと17・3kgも減量され、体脂肪率も初診時37・9%でしたが24・7%にまで改善されました。

外来ではこのような経過をたどられる方はたくさんおられます。

BOOCSケース②
禁煙のイライラで太った体重をBOOCSで減量（50代・男性・営業）

BOOCSでは最初から無理に禁煙を指導することは行いませんが、希望なさる方には一般に行われている禁煙

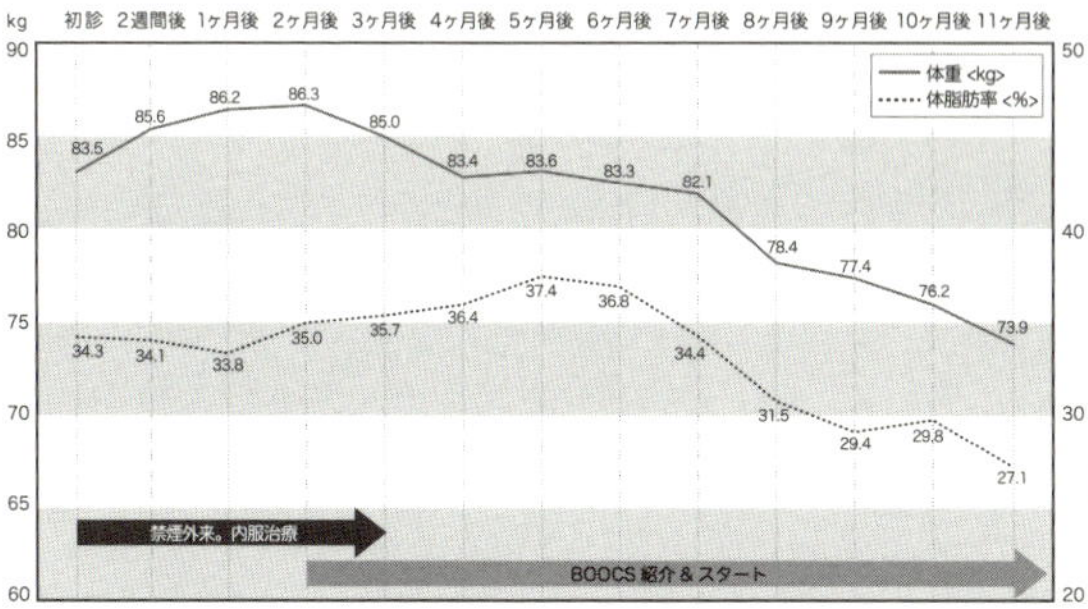

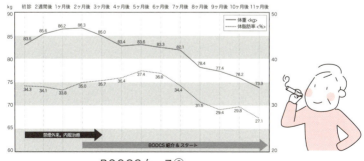

BOOCSケース②

外来も行っています。実は禁煙を成功に導くのもＢＯＯＣＳだと考えています。なぜなら、一つでも良い支えを持つことができれば喫煙（悪い支え）は外せるようになるからです。そこで私は、禁煙外来ではなく嫌煙外来と位置づけています。ここで禁煙を目的に受診された患者さんをご紹介しましょう。

５年前に他院でタバコを止めるために内服治療を行っておられますが、逆にうつ症状が現れ、一年後には喫煙を再開したという経験をお持ちの方です（喫煙：１日20本／30年間）。再度、禁煙したいという希望でＢＯＯＣＳクリニックの禁煙外来を受診されました。禁煙によって体重が増加することは皆さんもよく耳にされると思いますが、この方も禁煙２ヵ月後には体重が３kgほど増えていました。

そこでＢＯＯＣＳ法をご紹介し、禁煙と並行してやってもらうことにしました。体重の推移は前ページのグラフで示しています。

食べたいものがあるときには禁止せずに美味しく食べること、仕事でイライラしたときには、お酒もタバコも無理に押さえ込まず、ご自分を素直に受け入れるようにアドバイスしたところ、体重は減り始めました。

そして７ヵ月後には禁煙にも成功されました。禁止・抑制をしないＢＯＯＣＳを同時に実行してもらったことで、ストレスが緩和され、結果として自然にタバコが要らなく（嫌煙）なっていったのです。しかも初診時83・5kgあった体重が11ヵ月後には73・9kgと10kg近く減量できました。BOOCSによって禁煙と減量ともに成功された例です。

高脂血症も改善する

先ほどの単純性肥満23名の血液中の脂質も同時に測定しましたが、実行1ヵ月後に、総コレステロールは236mg／dℓから210mg／dℓと全員減少（平均26mg／dℓ減少）しました。また善玉と言われているHDLコレステロールと総コレステロールの比は21・0から23・2へと有意に改善しました。HDLコレステロールには末梢組織にある余分なコレステロールを回収して肝臓にもどす働きがあり、血管壁へのコレステロールの沈着を抑えることにつながります。HDLコレステロールの占める割合が高くなることは、心筋梗塞や脳梗塞など、動脈硬化がもたらす病気の改善、予防につながります。

糖尿病にも効果

●1年間の糖尿病患者追跡研究で改善

2型糖尿病（インスリン非依存型）の患者さん63名を対象に、糖尿病食事療法（低カロリーおよび制限食）とBOOCS治療の2つに無作為に分け、1年間にわたりBOOCSの治療効果を見ています。

その結果、1年後にはBOOCS治療群は食べる量が減少し、摂取エネルギーが約200kcal有意に低下しました。体重もリバウンドすることなく1年後には有意に1・5kg減少しました。そしてHbA1c（ヘモグロビンエーワンシー、血糖コントロールの目安）が8・4%以下の群では、BOOCS治療群のみHbA1cが有意に改善されたのです。インスリン抵抗性も有意に減少し、インスリンの効きがよくなったことが確かめられました。また肝機能検査のALT（GPT）およびLDLコレステロールの有意な減少も見られました。

一方、糖尿病食事療法では善玉のHDLコレステロールがむしろ有意に減少（悪化）し、その他には有意な変化はみられませんでした。体重も一時的に減少しましたが、1

年後には元に戻ってしまったのです。

以上のように、ＢＯＯＣＳが体重だけでなく、糖尿病や肝機能、高脂血症にも効果があることが明らかとなりました。

また、糖尿病治療では治療に対する満足度や精神的な充実度を含んだ心理的な面からの評価も重要であると言われています。この研究でも糖尿病治療満足度アンケート（ＤＴＳＱ）を行っていますが、ＤＴＳＱはＢＯＯＣＳ治療群のみが有意な改善を示しました。ＢＯＯＣＳ治療が患者さんにとって負担が少なく満足度が高かったことも確認されました。

ところでこの研究では、ＨｂＡ１ｃが8・5％以上の高い群では改善がみられませんでした。その理由として、この試験が内服なしでの研究であったためと考えています。血糖値が高い方には、糖尿病の薬を上手く併用しながら行うことによって、十分に治療は可能であると考えています。

次にご紹介するのは初診当時ＨｂＡ１ｃが12・3％の重症の糖尿病の方でしたが、糖尿病の薬を併用しながらＢＯＯＣＳ治療を行ったケースです。

BOOCSケース③
血糖が半年後には薬がなくても安定、6ヵ月間でHbA1cが12・3%から7・3%へ（75歳・女性）

この方は4年間にわたり頑張って実姉を最期まで介護なさいました。しかし介護が長期に及んだために体力を消耗し、多量の鼻出血があり、髪の毛も薄くなるというような症状が出ておられました。

ようやく自分の時間が持てるようになり、BOOCSクリニックを受診されましたが、その際、糖尿病が見つかり血圧も高めでした。これまではしっかり食べないと介護できないからと食事を義務のように感じて三食とっておられました。そこでさっそくBOOCSの「快食」を開始してもらいました。

朝は野菜スープ、紅茶、黒砂糖など消化器系に負担の

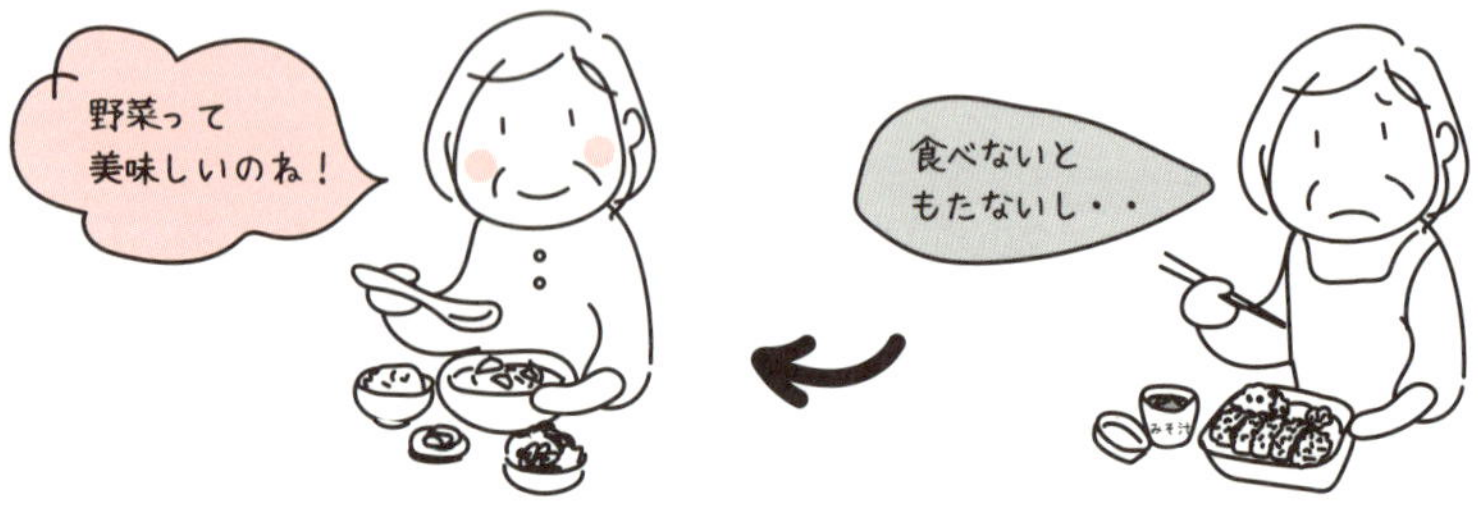
食べないと
もたないし・・
野菜って
美味しいのね！

ない液体食をメインに、昼は夕食を楽しみに待てる程度の軽めの食事をとるようにアドバイスしました。すると介護をしている間は食べたいと思わなかった野菜スープ、煮野菜、魚などを積極的に食べたいと思えるようになりました。食後のデザートには好きな和菓子も楽しんで食べておられます。

初診時にはＨｂＡ１ｃは12・3％と高かったので、内服薬を併用しながらＢＯＯＣＳを実行していただきました。ＨｂＡ１ｃの経過は下のグラフをご覧ください。2ヵ月を過ぎる頃からＨｂＡ１ｃが10％を下回ってきましたので、内服なしで経過をみていきました。そのまま順調にＨｂＡ１ｃは落ち続け、8ヵ月後には内服なしでも7・2％まで下げることができました。ＢＯＯＣＳは糖尿病の方にも、ＨｂＡ１ｃの数値をチェックしながら、内服薬との調整によって安全で有効であることを示す症例です。

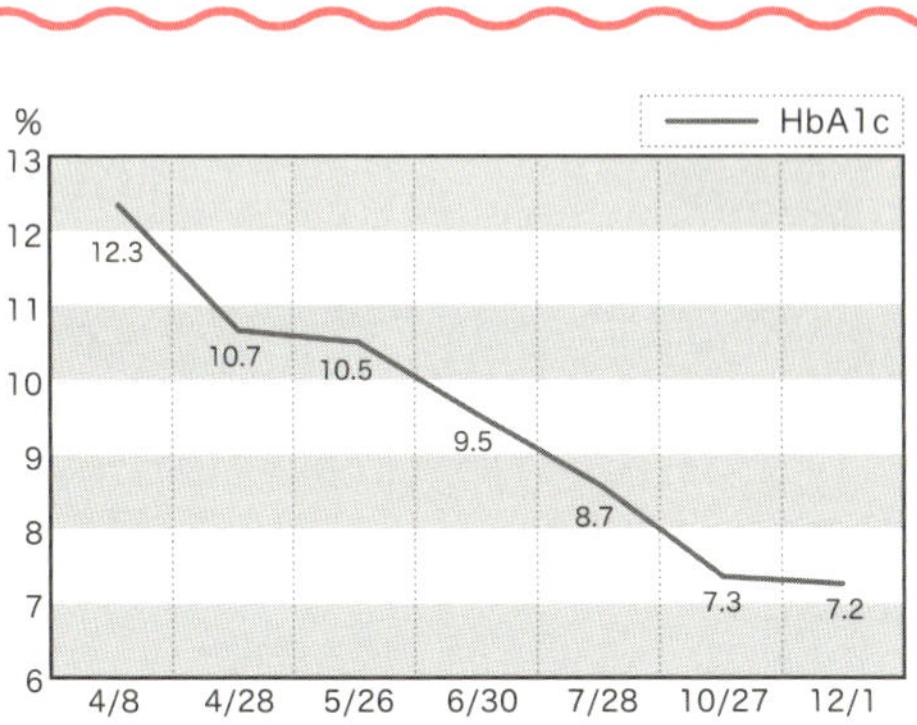

BOOCSケース③

血液もサラサラに

血液が固まって血管に詰まる病気は、まさに現代文明病を代表するもので、なかでも脳梗塞、心筋梗塞はとても多い病気です。メタボリック症候群が恐れられているのは、これらの病気の主要原因だからです。ところで、血液が固まる（凝固、凝集）ことの治療と予防に関しては、現代医学は今、とても素晴らしい役割を果たしています。その薬剤が、血液のなかで一番多い細胞である赤血球（1㎖に400～500万個）がお互いにくっつくことを邪魔して、血液が固まる（血栓になる）ことを防ぐのです。しばしば劇的な改善をもたらします。

一方、赤血球同士がくっつかなくても、赤血球1個1個のしなやかさにも、とても重要な意味があります。なぜなら、私たちの血管は心臓から出発する大動脈は2㎝もある

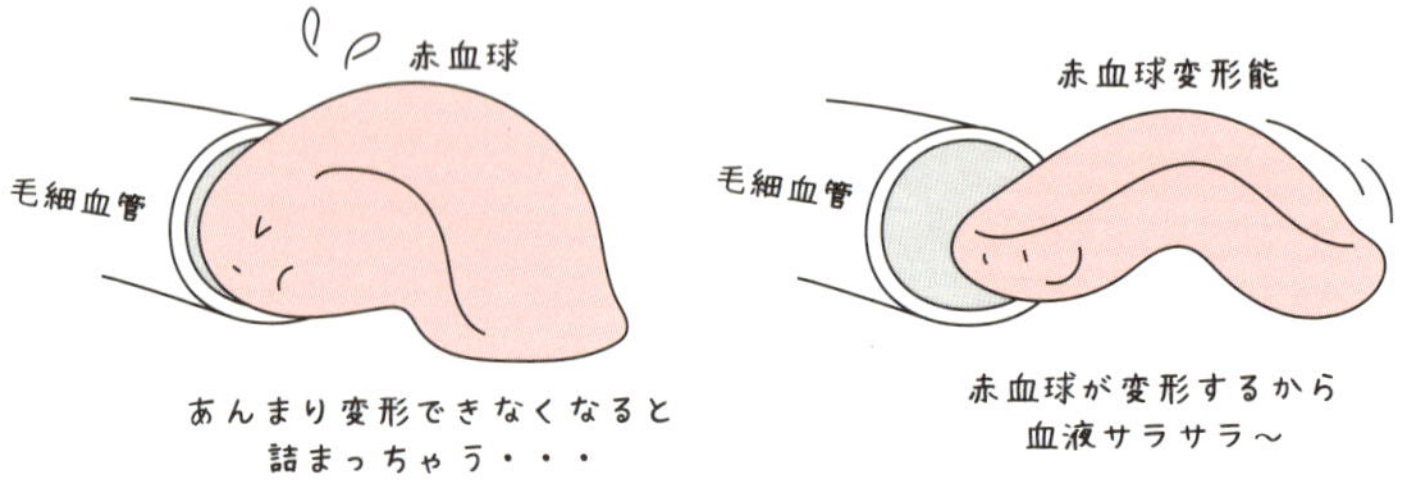

赤血球
毛細血管
あんまり変形できなくなると
詰まっちゃう・・・
赤血球変形能
毛細血管
赤血球が変形するから
血液サラサラ～

大きなものですが、動脈から静脈に移行する部分は、毛細血管と呼ばれるほど大変細くなり、5ミクロン（1㎜の1000分の1）しかありません。それに対し、赤血球は約7ミクロンあります。つまり、通常は最後の微小血管を通るときには赤血球は変形して縮小するのです。でなければ、1個の赤血球がその1本の微小血管に詰まって閉塞してしまうからです。

この赤血球のしなやかさ、毛細血管の通りやすさ（サラサラ度）は、赤血球変形能と呼ばれています。実は糖尿病の一番の問題は、微小循環が悪くなり、血流が低下し、ついには血管が詰まり、心臓、腎臓、脳の細胞・組織の働きが強度に低下することなのです。この赤血球変形能を医学的、一般的に応用研究するために、農水省が中心となって私たちの研究機関である「レオロジー機能食品研究所」が設立されました。この研究所は赤血球変形能についても

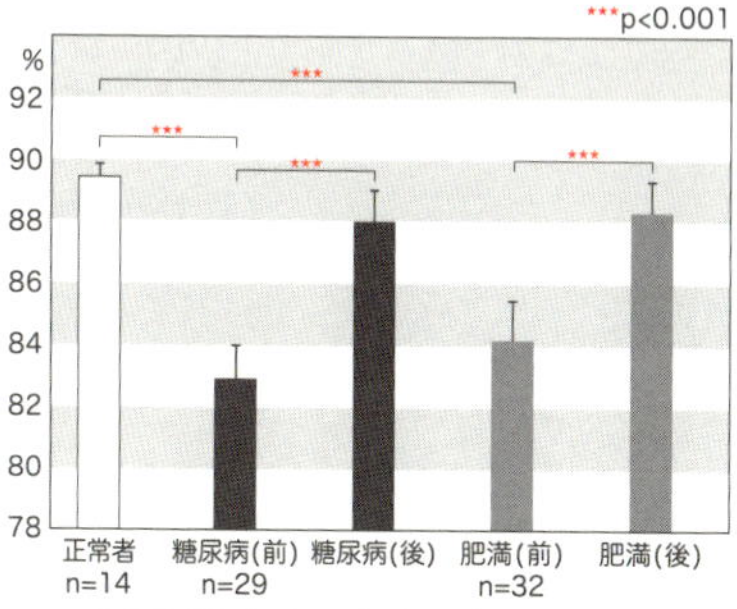

※85%以上が正常

BOOCSによる赤血球変形能の改善

数々の研究開発を行ってきました。

ＢＯＯＣＳで肥満や糖尿病が改善することを前節で述べましたが、この臨床試験を行ったときに、同時に赤血球変形能（一般的に言われている血液サラサラ度）を測定しました。その結果は前ページのグラフに示すように、肥満・糖尿病の人がＢＯＯＣＳを実行すると赤血球変形能が著明に改善したのです。すなわち血液が血管を通りやすくなり、血管が詰まるのを防ぐことができるようになったという結果です。

ＢＯＯＣＳは血糖値や体重が減少するだけでなく、根源的に細胞・組織を元気にすることが証明されたのです。

認知症も改善する

多くの認知症の患者さんは、もの忘れや今までできていたことができなくなってくると、患者さん自身が不安になり、そんな自分にイライラしてしまいます。そんなときに、家族から「また忘れたの？」「間違っているじゃないの」などと指摘されてしまうと「ちゃんとやっている！」と反発したり、逆に「自分は駄目だな」と自己否定したりして、混

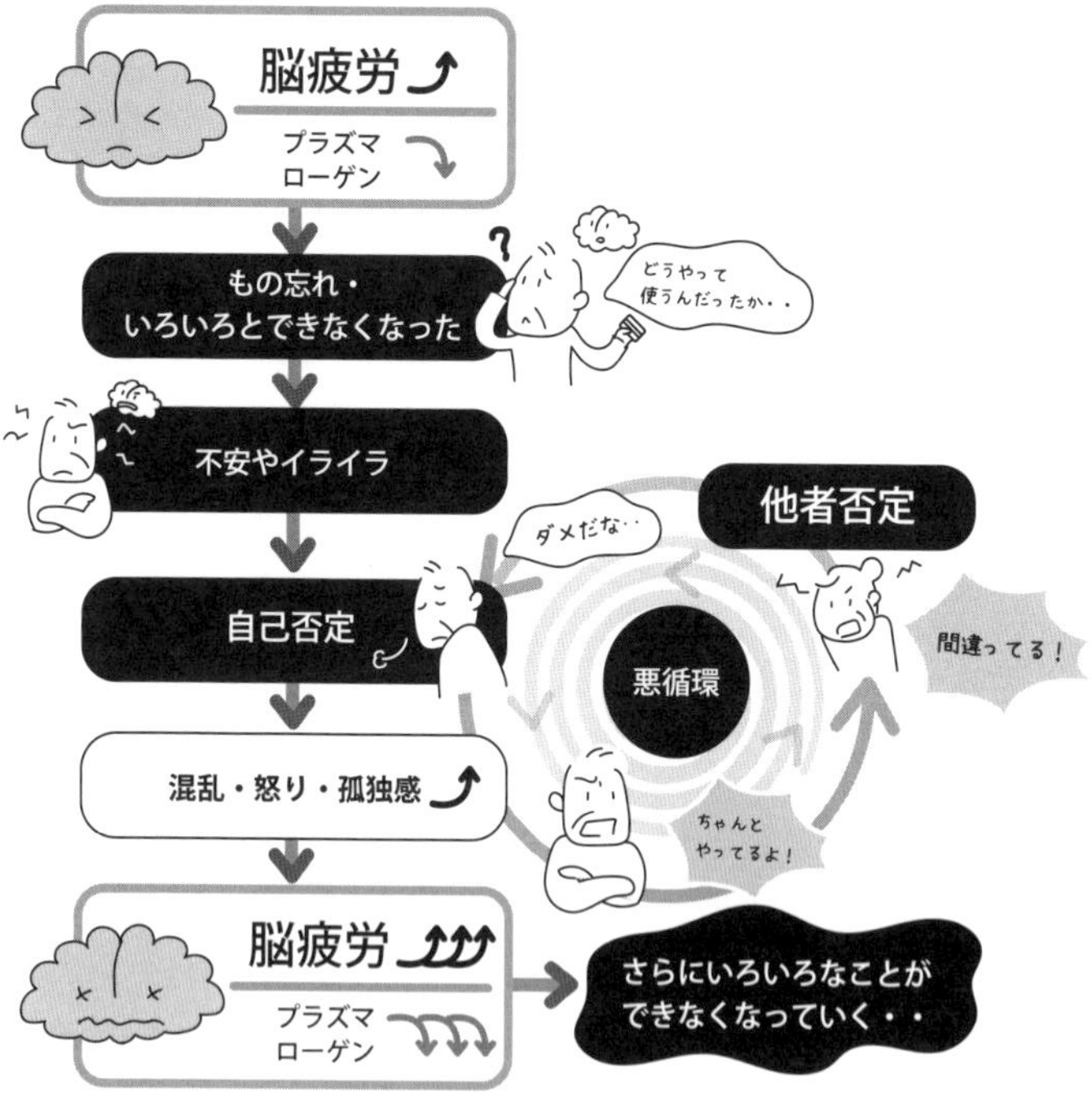
脳疲労
プラズマローゲン
もの忘れ・いろいろとできなくなった
どうやって使うんだったか・・
不安やイライラ
自己否定
ダメだな・・
他者否定
間違ってる！
悪循環
ちゃんとやってるよ！
混乱・怒り・孤独感
脳疲労
プラズマローゲン
さらにいろいろなことができなくなっていく・・

悪循環モデル

乱、怒り、孤独感が増してしまいます。つまり、家族の意識せぬ「他者否定」によって「脳疲労」が増し、ますますいろいろなことができなくなってしまうのです。

患者さん本人のためと思っての行為であっても、注意・叱責するたびに本人を傷つけ認知症が悪化していくことになります。結果として家族が図らずも加害者となってしまうのですが、家族にとっても患者さん本人の症状が悪化すると疲労がさらに深まり、これを繰り返していくと共倒れしてしまいます。これが前ページの悪循環モデルです。

ここで大事なのは、患者さん本人のプライドを認めてあげることです。相手を禁止・否定しないで「大丈夫よ」「忘れたら何度でも聞いてちょうだい」と共感と共生を積極的にするのです。そうすると相手にも感謝の気持ちが出てきて「ありがとう」と思うようになり、「なんとかやれるかもしれない」と自己肯定できるようになります。すると混乱や怒り、孤独感が減り、「脳疲労」が軽減します。その結果、異常行動が減り正常行動が増えてきます。これが左図の良循環モデルです。実際に日常の診療の場で患者さんとご家族とを同時に面接すると、このモデルが有効であることを実感します。

また、介護者も常に患者さんと一緒にいると介護者が「脳疲労」を起こしやすくなりますので、医療・介護サポートの力も借りながら見守っていくことが重要です。「認

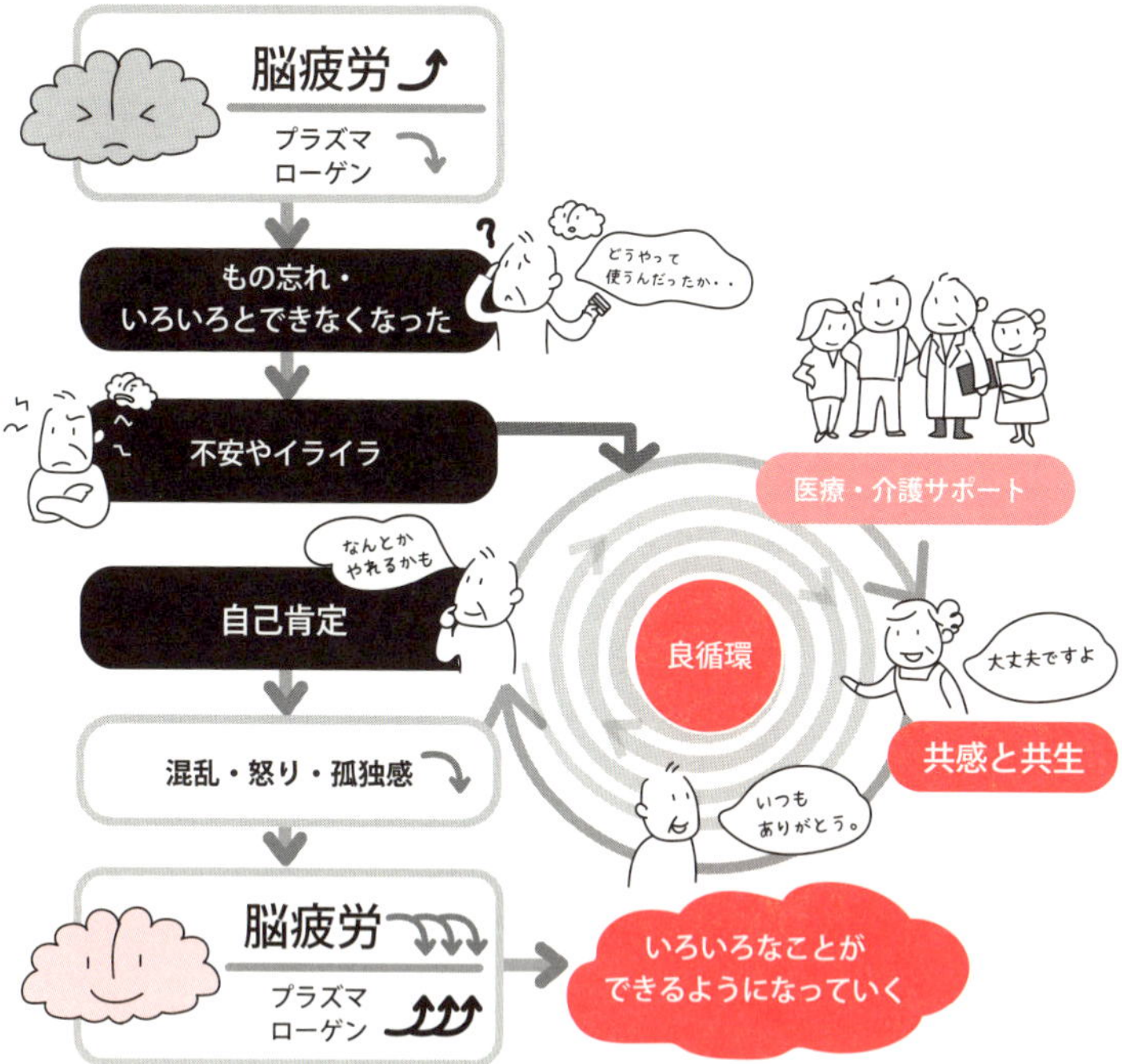
脳疲労
プラズマローゲン
もの忘れ・
いろいろとできなくなった
どうやって
使うんだったか・・
不安やイライラ
医療・介護サポート
なんとか
やれるかも
自己肯定
良循環
大丈夫ですよ
混乱・怒り・孤独感
共感と共生
いつも
ありがとう。
脳疲労
プラズマローゲン
いろいろなことが
できるようになっていく

良循環モデル

めて、離れる」ことが患者さんにとっても介護者にとっても大事なコツなのです。この具体的症例は107ページにご紹介しています。

BOOCSで病気を予防する

●生活習慣病予備軍にも効果

福岡県某共済組合は、いち早くBOOCSに興味を持ち、病気になる前の段階で予防に力を注ぎ、健康日本一を目指したいと生活習慣病予備軍を対象にBOOCS健康セミナーを1993年から導入しています。

この初年度のセミナーの参加者は94名で、そのうち、65名(69・1%)がBOOCSを実行し、1年後にはなんと実行者の95・4%が体重減少(平均4・9kg)したのです。肥満治療の成功率は低いのが常識でしたので、1回のレクチャーと1回の事後フォローのみでこの結果というのは全く考えられないことでした。生活習慣病に至る前段階での対策が非常に有効であることを示す結果となりました。

血液検査も行いましたが、総コレステロールは233㎎/dℓから225㎎/dℓと有意に減少、中性脂肪も１９６㎎／dℓから１６８㎎／dℓに減少、糖尿病の指標であるＨｂＡ１ｃは５・34％から５・18％と有意に減少しました。体力の指標の最大酸素摂取量も高くなると前に述べましたが、31・1％から34・6％へと、有意な増加が確認できました。当初に九州大学で行った研究と同じ結果で、ここでもＢＯＯＣＳの有効性を再確認することができたのです。

がん・総死亡率が半減

同組合で行っているＢＯＯＣＳ健康セミナーは、現在も継続しており25年以上にわたる息の長いものです。そしてこのセミナー参加者の15年間の追跡研究で、なんと総死亡率および全がん死亡率が半減するという結果が出ました。

セミナー参加群（男性１５６５名、女性７４２名）とセミナー非参加群（男性１２３０名、女性６０５名）の死亡率評価の生存曲線を比較したのが71ページのグラフです。女性は死亡者が少なかったことから男性のみで比較しています。

グラフの低下がゆるやかなほど亡くなった人が少ないことを表します。男性参加者群は、非参加の肥満対照者群と比べ、全死因でハザード比0・54（95％信頼区間：0・31－0・94）の有意に低い死亡リスクと、有意に高い生存曲線が得られました（p＝0・014、ログランク検定）。ハザード比0・54ということは、46％全死亡率を減らせたという意味です。BOOCS参加により死亡率を低下させることが明らかになりました（Journal of Occupational and Environmental Medicine 57：246-250, 2015）。その理由としては、BOOCSによる肥満などの生活習慣病の改善が影響していると考えられます。

またその死亡率の内訳を調べたところ、左ページ下のグラフに示すように総死亡数は、非参加者は参加者よりも総死亡率が2・1倍、全ガン死亡率が2・2倍と高い値を示し、BOOCS参加群は非参加群より統計的にも**有意にがん死亡率が低い**ことが明らかとなりました。

コラム

「脳疲労」を科学的に証明する次の段階へ進展

新しい肥満治療としてスタートした「脳疲労」解消法BOOCSですが、これまでご紹介したように「脳疲労」を取ることで肥満だけでなく高脂血症や糖尿病などのさまざまな生活習慣病の治療に役立つことや、「脳疲労」ががんなどの死亡率にも関与することが明らかになってきました。「脳疲労」概念を提唱して30年近く経ちますが、「脳疲労」発症治療仮説の全貌が、後に述べるプラズマローゲンの発見で、科学的メカニズムまでも解明できるかもしれないという次の段階が近づいてきたのです。

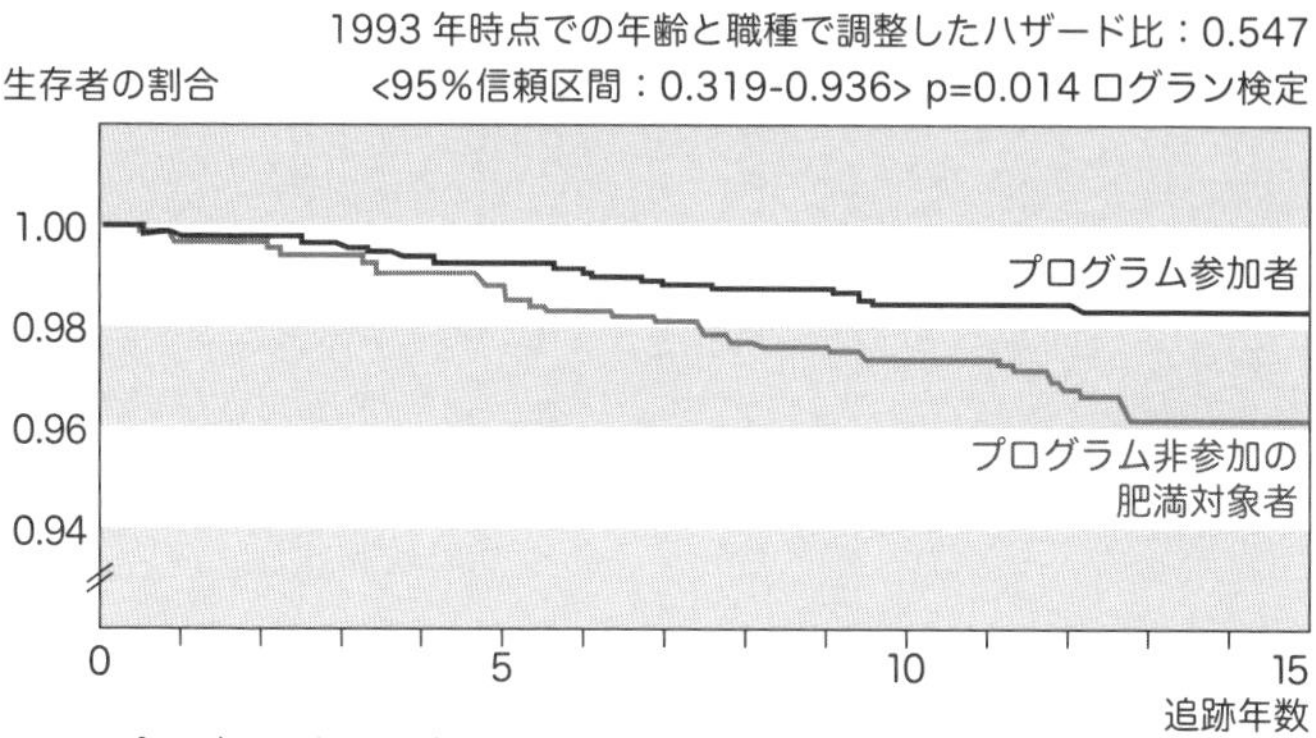

プログラム参加の有無による生存曲線 1993-2007< 全死因、男性 >

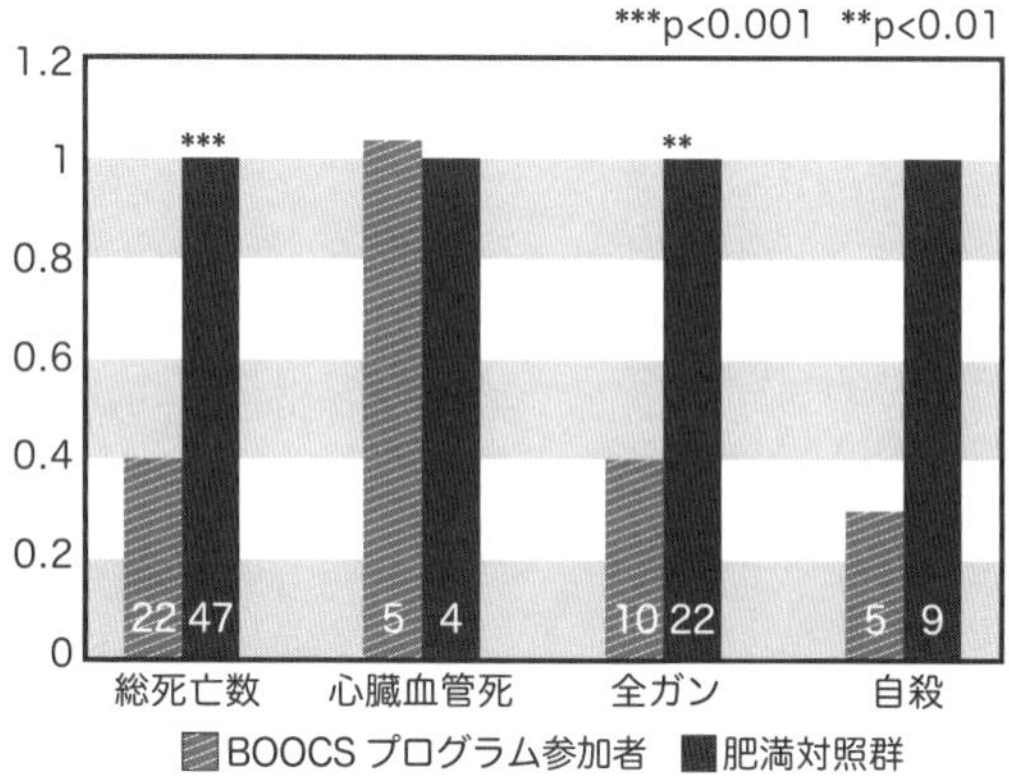

対象：某共済組合 2,795 名< 男性 >

「脳疲労」とはプラズマローゲン減少か

「脳疲労」からメタボリック症候群やがん、認知症が起こるという考え方（仮説）は「脳疲労」を解消することでこれらの病気が改善することから、現時点では医療仮説としてはもっとも有力な仮説と考えていいでしょう。

今は、実行しやすくて効果が著明で安全ならば、まずＢＯＯＣＳを開始することは現実的一歩であるのは間違いないと言えます。その脳内の詳細な生理学的メカニズムについては、九州大学医学部において検証中で、遠からず明らかになりますが、今、生理学的レベルでわかったことがあります。

それは、「脳疲労」の患者さんの多くに血液のなかの「プラズマローゲン」という脂質が減少していたのです。つまり、「脳疲労」という生理学的状態は生化学的に言えば「プラズマローゲンの減少」と言うことになります。このプラズマローゲンとは何か。それを次章に述べます。

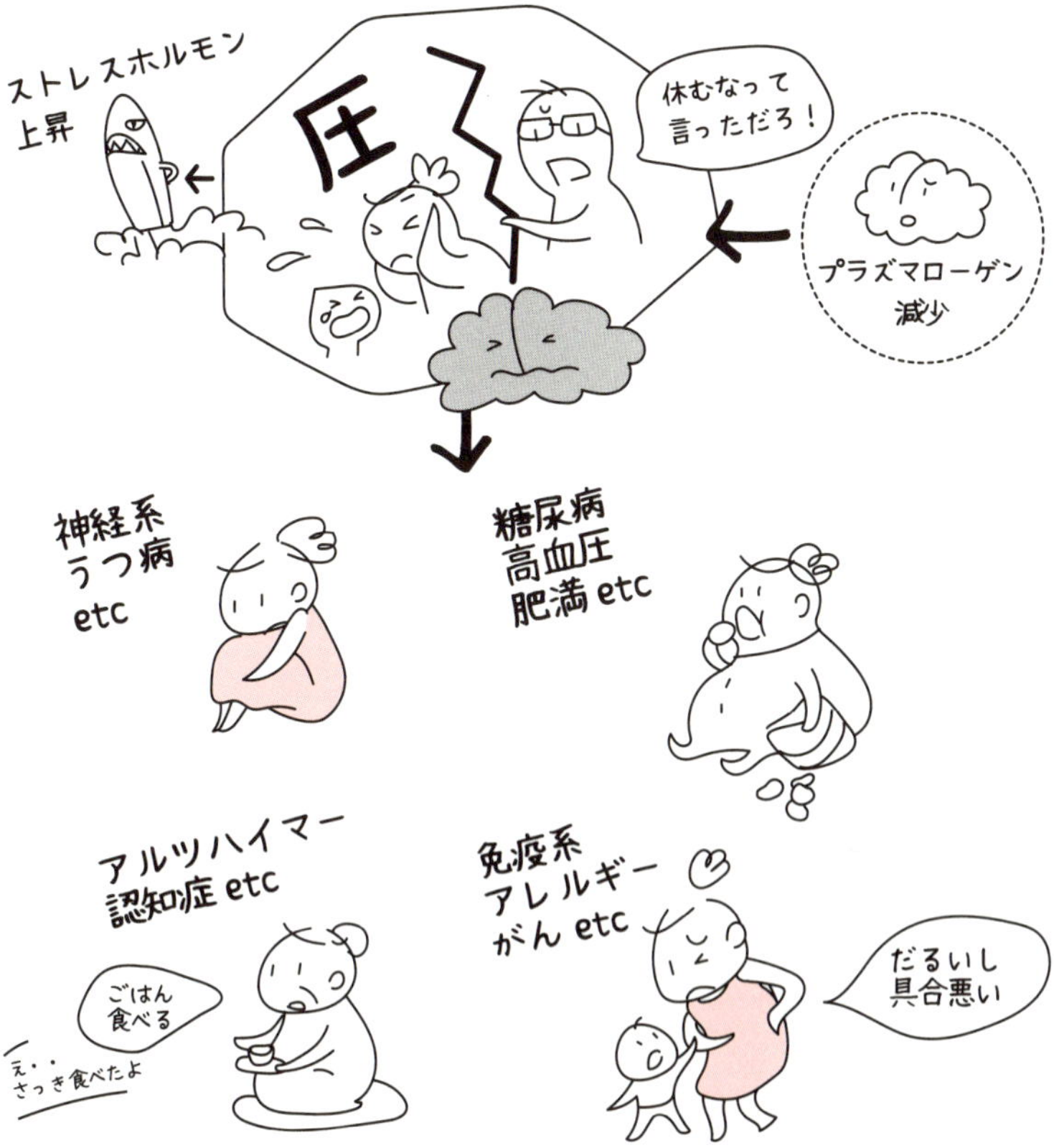
ストレスホルモン
上昇
圧
休むなって
言っただろ！
プラズマローゲン
減少
神経系
うつ病
etc
糖尿病
高血圧
肥満 etc
アルツハイマー
認知症 etc
ごはん
食べる
え・・
さっき食べたよ
免疫系
アレルギー
がん etc
だるいし
具合悪い

第2章

プラズマローゲンは「脳疲労」の緊急サポーター

プラズマローゲンとは？

プラズマローゲンは、哺乳類をはじめ動物の体中に含まれるリン脂質の一種で、人体のリン脂質の約18％を占めますが、とくに脳神経細胞、心筋、リンパ球、マクロファージ（白血球の一種）等に多く含まれます。

リン脂質とは、細胞膜を形作る原料で、すべての細胞は細胞膜によって守られています。リン脂質は細胞膜を構成するとともに、それを正常に保ち、細胞膜を通って物質が正常に出入りする機能（透過性）を維持するという重要な役割を果たしています。リン脂質が不足すると、細胞の正常な働きが阻害されたり、コレステロールが血管に蓄積しやすくなったりして、糖尿病・動脈硬化などを引き起こす原因にもなります。

生体の生命維持のために非常に重要な役割を担う物質

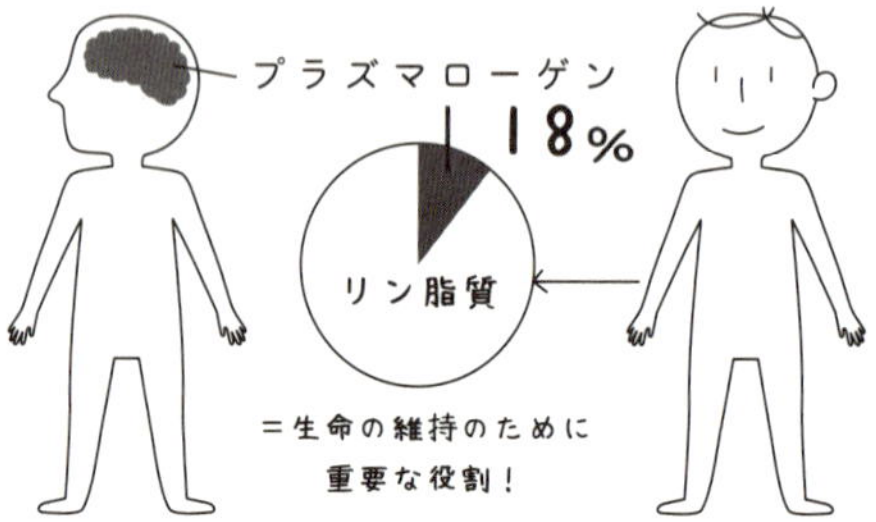

ですが、20年くらい前まではほとんど知られていない存在で、研究が進んでいませんでした。とくに神経系に関しては、医学的な報告はほとんどありませんでした。

当時は純粋なプラズマローゲンを生体から取り出すことが難しかったからです。試料がなくては研究を進めることができません。しかし私たちが２００７年、食品からプラズマローゲンを容易に抽出する方法を世界で初めて発見し、それから研究が一挙に進んできています。

プラズマローゲンの重要な働き

今までにわかっているプラズマローゲンのいろいろな機能のなかで一番有名なのは抗酸化機能で、細胞が酸化ストレスを受けたときに最大の防衛機能を発揮しているのが、このプラズマローゲンではないかと言われています。

その他にも、左図に示すような重要な細胞膜におけるイオン輸送（選択的にイオンが移動）に関係し、白血球機能の強力な活性剤である血小板活性化因子や生理活性物質のエイコサノイド生合成に必要な物質の前駆体です。また、細胞膜融合、すなわち脳細胞のなかでいろいろな細胞膜が融合していますが、そのなかで非常に重要な役割をしていること、更にコレステロールを排出する役割や神経伝達物質の前駆体としての機能を持っていることもわかっています。

その後、私たちのレオロジー機能食品研究所と九州大学医学部から構成される研究チームが自ら抽出したプラズマローゲンを用いた研究によって、次のような脳機能異常と関係深い、いくつかの事実を発見しました。とくに②はプラズマローゲンがアルツハイマー病を改善する証拠となるものです。

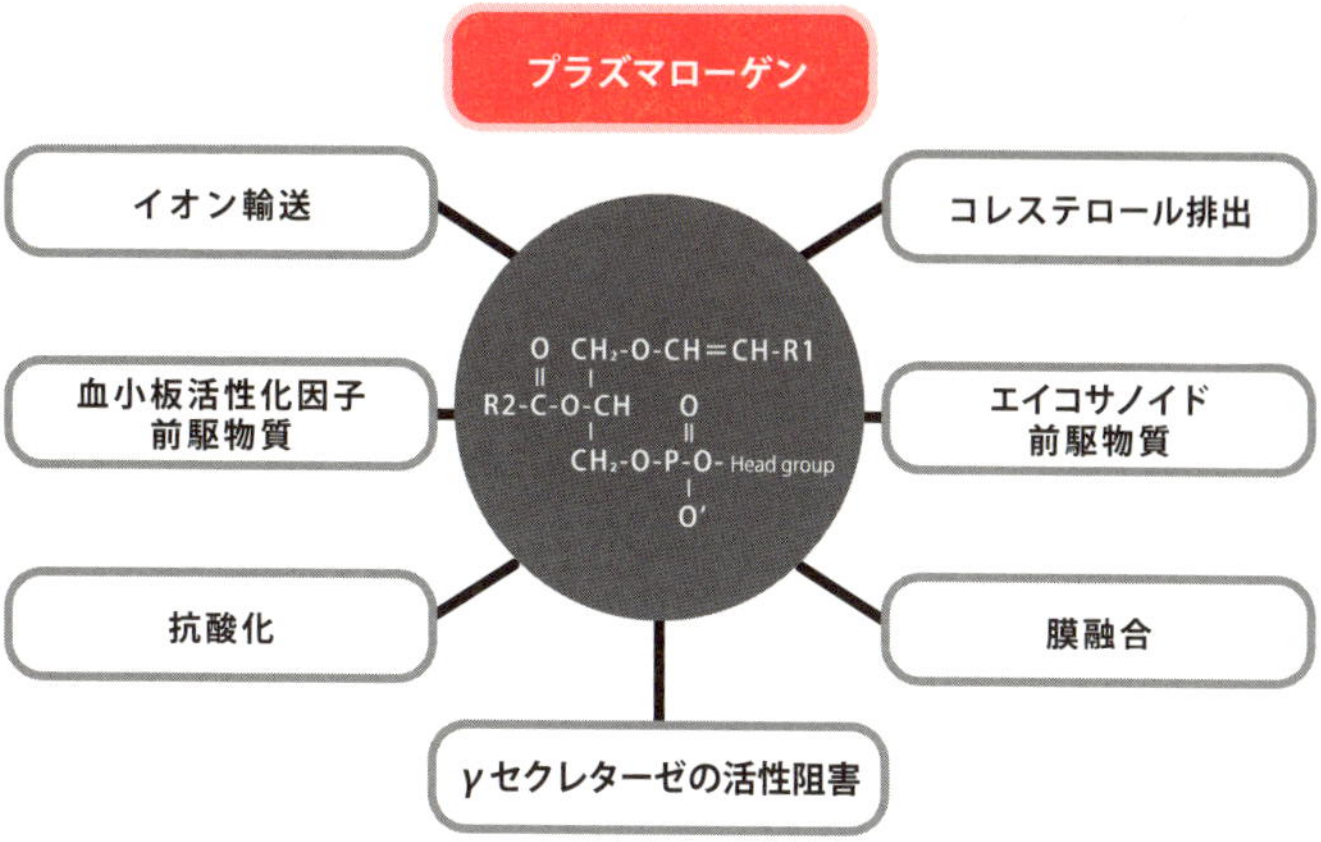

脳組織におけるプラズマローゲンの役割

出典：Farooqui AA and Horrocks LA2001（2）より作図

①抗炎症作用、抗酸化作用を持つこと
②神経細胞を新生させること
③アミロイドβの蓄積を抑制すること
④学習・記憶機能を向上させること

注目されているプラズマローゲンの抗酸化機能

前に述べたようにプラズマローゲンのいろいろな機能のなかで、一番有名なのは抗酸化機能です。細胞が酸化ストレスを受けたときに最大の防衛機能を発揮しているのが、このプラズマローゲンだということがわかり、私たちも抗炎症作用とともに、今最も注目しています。

プラズマローゲンはビニールエーテル結合部分を持っているのが特徴ですが、この結果、通常のＤＨＡなどのリン脂質とは抗酸化機能に画然たる差が出てきます。この抗酸化機能が脳の神経細胞を守っています。

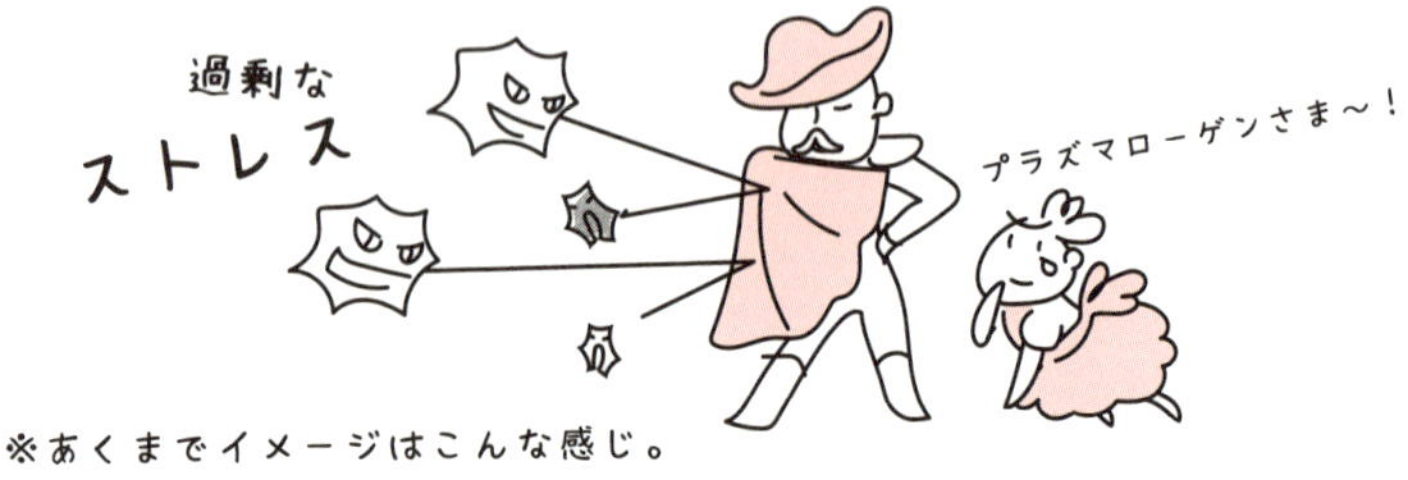
過剰な
ストレス
プラズマローゲンさま～！
※あくまでイメージはこんな感じ。

プラズマローゲンの抗炎症作用が認知症を防ぐ

風邪をひいてウイルスが体内に入ってくると免疫細胞とウイルスとの熾烈な戦いが始まります。これを「炎症反応」と呼びます。その結果、「炎症物質」が出てきてウイルスを攻撃しますが、一方で過剰に生産されると自分の細胞をも攻撃することがあります。この**「炎症物質」はメンタルストレスや環境ストレスが強い場合に同じように分泌**され、それが**「神経炎症」**を起こすことがわかってきました。そして**プラズマローゲン**は、この**「神経炎症」を防ぎ、治す**ことが私たちの研究でわかってきたのです。ところでアルツハイマー病はアミロイドβタンパクの沈着によって発病すると言われていましたが、今、世界の最先端の考えとしては、アルツハイマー病は「神経炎症」から起こるというのが有力で

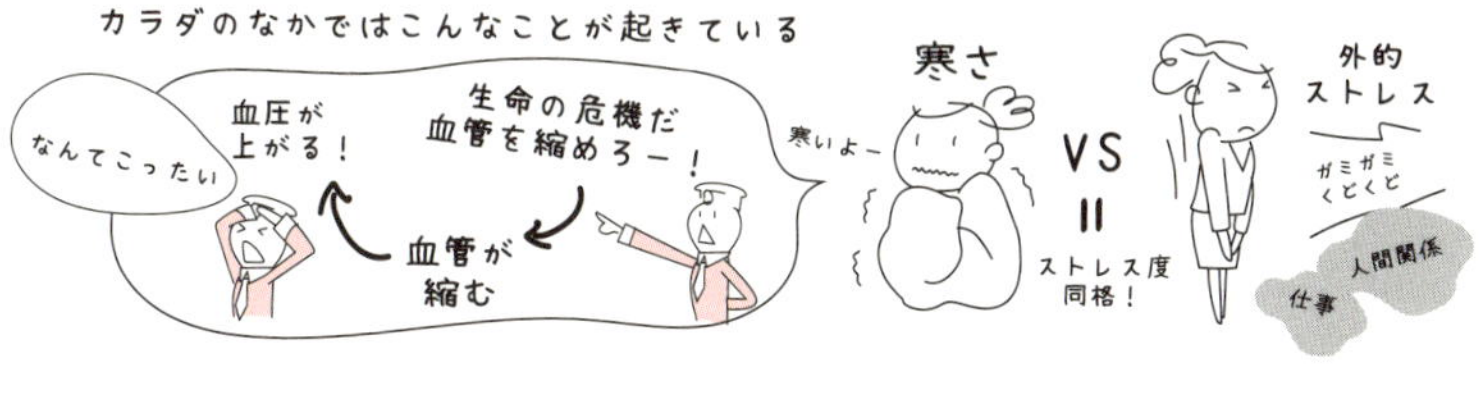
カラダのなかではこんなことが起きている
なんてこったい
血圧が上がる！
生命の危機だ 血管を縮めろー！
血管が縮む
寒さ
寒いよー
VS
＝
ストレス度同格！
外的ストレス
ガミガミ くどくど
人間関係
仕事

す。実際、私たちの動物実験で、プラズマローゲンが確実に「神経炎症」を防ぎ、アミロイドβタンパクの沈着を防ぐことが明らかになりました。このことは、プラズマローゲンがアルツハイマー病予防に有効であることを示唆します。

認知症ではプラズマローゲンが減少する

私の前著である『認知症はもう不治の病ではない』（小社刊）で述べましたように、アメリカではアルツハイマー病患者の死体脳で海馬と前頭葉の両方において、リン脂質のなかでプラズマローゲンのみが減少していることが報告され、カナダでもまた、アルツハイマー病患者の血清中のプラズマローゲンが減少していることが報告されました。ところが、プラズマローゲン減少はアルツハイマー病発症の大きな要因ではないとされ、その後研究は進んでいませんでした。

しかし私たちは、プラズマローゲンが脳にとって非常に重要な物質ではないかと考えていました。それは当時から、アルツハイマー病の発症をアミロイドβの沈着だけで説明することに疑問を持っていたからです。また、糖尿病やうつ病など「脳疲労」と関係して

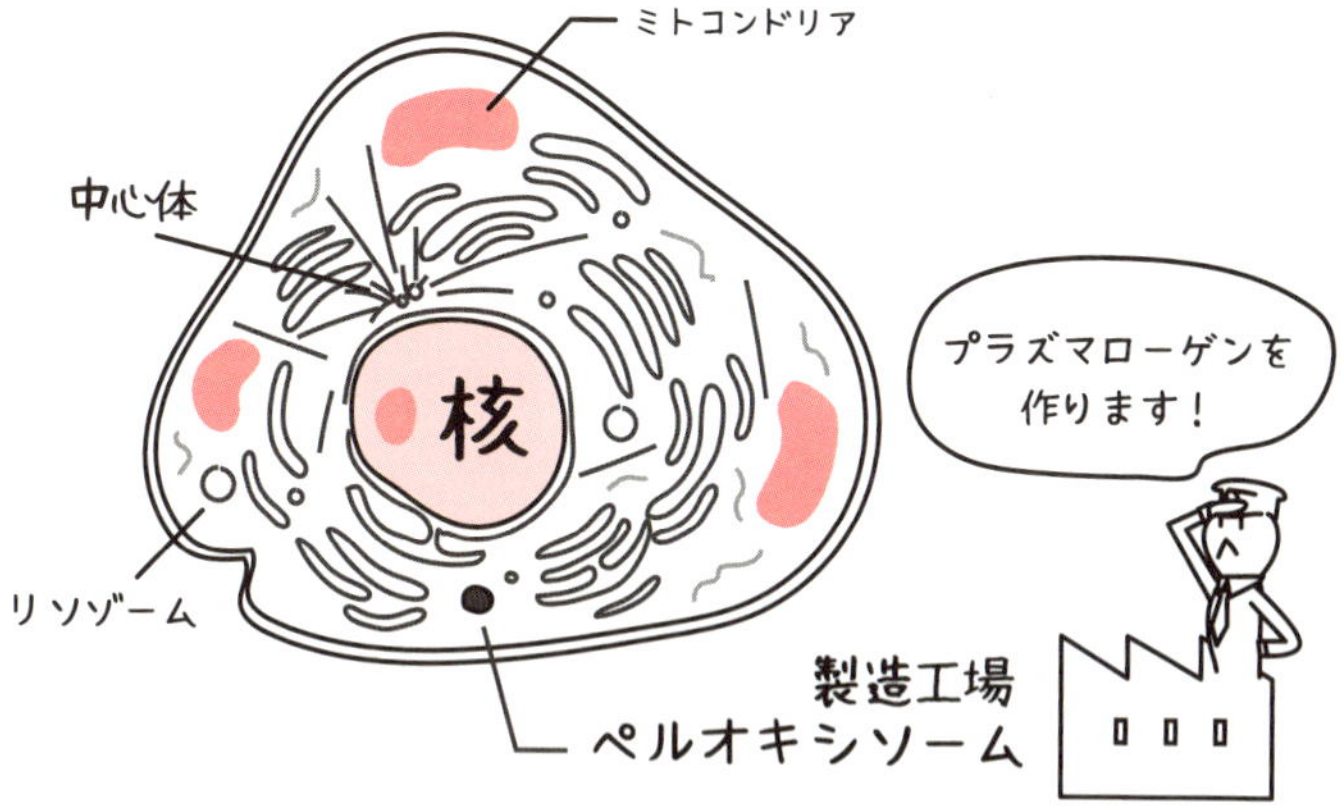
ミトコンドリア
中心体
核
リソゾーム
製造工場
ペルオキシソーム
プラズマローゲンを
作ります!

いる認知症以外の疾病においてもプラズマローゲン量が減少している患者さんを少なからず目にしていたこともあり、プラズマローゲンへの興味は尽きませんでした。その興味がその後の研究に結びついたのです。

プラズマローゲンを内から外から補給

そこで私たちは、次のような大胆な仮説を立てました。「認知症患者は『脳疲労』のために脳内のプラズマローゲン量が減少している。したがって、内からも外からもプラズマローゲンを補給すれば『脳疲労』を改善し認知症も改善できる」というものです。内から補給するとは、自力でプラズマローゲンを作れるように、製造工場ペルオキシソームを活性化させることですが、それは「脳疲労」解消法であるＢＯＯＣＳを実行することです。そして外からの補給は、

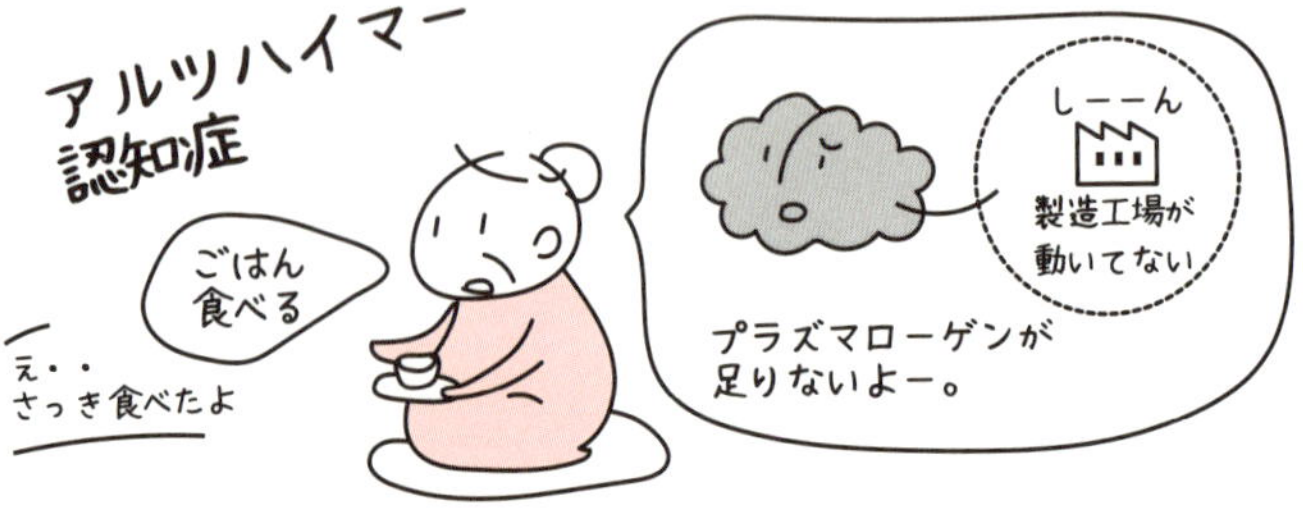

アルツハイマー
認知症
ごはん
食べる
え・・
さっき食べたよ
しーーん
製造工場が
動いてない
プラズマローゲンが
足りないよー。

既にサプリメントとして市販されている、ホタテ由来プラズマローゲンを用いることで可能になりました。

なぜ、ホタテ由来プラズマローゲンか

どの動物にもプラズマローゲンがあるのに、なぜホタテ貝を選んだのか、という質問を受けることがあります。この質問に答えるには少し専門的領域に踏み込むことをお許しいただかねばなりません。

プラズマローゲンは、その構造のなかでＳｎ－２という部位にいろいろな脂肪酸を保持しています。動物によって脂肪酸の種類は異なっていますが、その脂肪酸としてＤＨＡ・ＥＰＡを多く持つプラズマローゲンが生理的にもっとも医学的機能性が高いと考えられています。

我々は、いろいろな素材のプラズマローゲンを測定した結

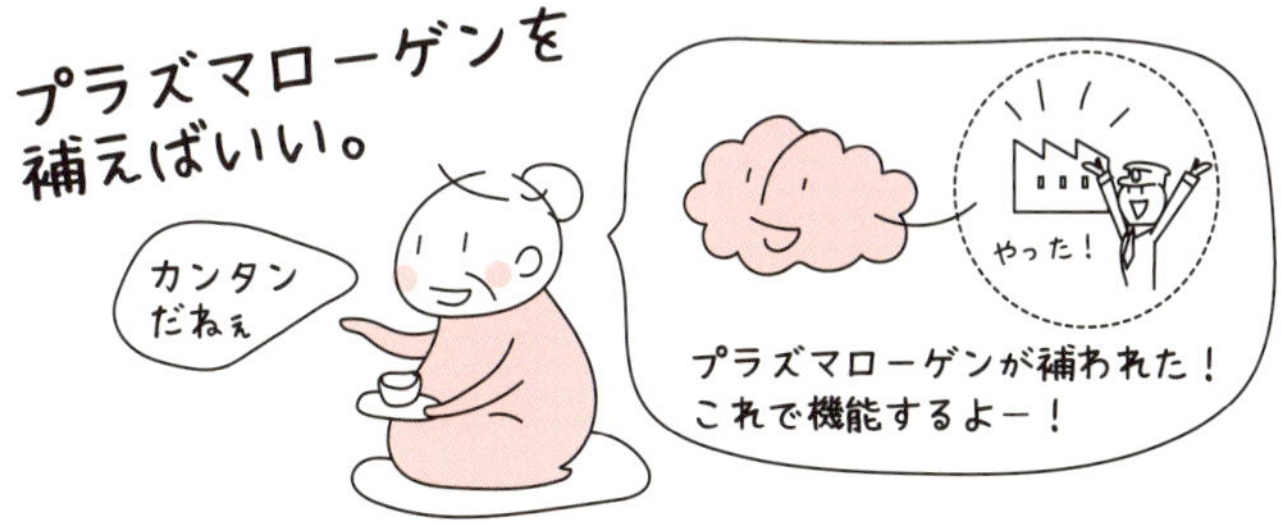
プラズマローゲンを
補えばいい。
カンタンだねぇ
やった！
プラズマローゲンが補われた！
これで機能するよー！

果、ホタテ由来のプラズマローゲンが最も多くこのDHA・EPAを含んでいました。また、ホタテ貝は素材として大量に確保できるという利点もあります。

ホタテプラズマローゲンで認知症治療に希望

認知症の発症は、症状が現れる20年前から始まっていると言われています。つまり「脳疲労」が持続し固定化したのが認知症である可能性が大きいのです。

これまで認知症は不可逆的な不治の病と考えられてきました。認知症の薬(抗認知症薬)も数種類ありますが、進行を少し遅らせることが期待されているだけです。治療する薬はまだ実用化されていないのが現状です。

しかし私たちは、ホタテ由来プラズマローゲンのサプリメントの開発により、認知症の治療と予防に光をさすことができるようになりました。つまり、「認知症はもう不治の病ではない」と考えるようになってきたのです。

ホタテプラズマローゲンの認知症臨床試験はここまで進んだ

●2年間に及んだ無作為比較対照二重盲検試験

私たちは2014年から軽度認知障害及び軽度アルツハイマー病（AD）患者328名を対象にしたプラズマローゲンと認知機能の改善についての臨床試験を開始しました。25施設の医療機関の協力を得て2年近くに及んだ試験は2016年に終了し、2017年3月、アメリカの医学雑誌に論文が掲載されました。試験はホタテ由来のプラズマローゲン1日1mgを朝・夕または寝る前に6ヵ月間毎日摂取してもらい、認知機能の変化をみるものです。この試験は無作為比較対照二重盲検試験で、プラズマローゲン摂取群とプラセボ（プラズマローゲン非摂取）群に分かれて行うものです。2群のどちらに振り分けられたか、医師も医療スタッフも、参加された患者さんもご家族にもわからないなかで行われました。これは最も厳密な試験法で、サプリメントとしてこのような大規模な無作為比較対照二重盲検試験を行うのは異例のことでした。

●軽度アルツハイマー病（AD）患者の記憶がよくなった

軽度アルツハイマー病（AD）患者では、ウェクスラー記憶検査（WMS-R）において、プラズマローゲン摂取群では有意によくなり、プラセボ群と比較しても有意に近い差がみられました。そして女性と77歳以下の群では特に顕著な差がみられたのです。その結果は左ページのグラフで示しています。6ヵ月後のプラセボ群には全く変化がみられませんが、ホタテ由来プラズマローゲン摂取群では有意な改善がみられたのです。世界で初めてホタテ由来プラズマローゲンの有効性が確認されたことになります。この結果はLancet誌とCell誌が共同で編集を行う医学雑誌「EBioMedicine 17（2017）199-205」に掲載されました。

●MCIから認知症への進行を防ぐ可能性が高まった

軽度認知障害（MCI）から認知症に症状が進行する人の割合は年平均で10％と言われています。2012年時点で我が国にMCIは400万人と推定されていますので、単純には年間40万人ずつ認知症の人が増えていくことになります。いずれにしてもMCIから認知症に進行しないようにすることは大切なことです。

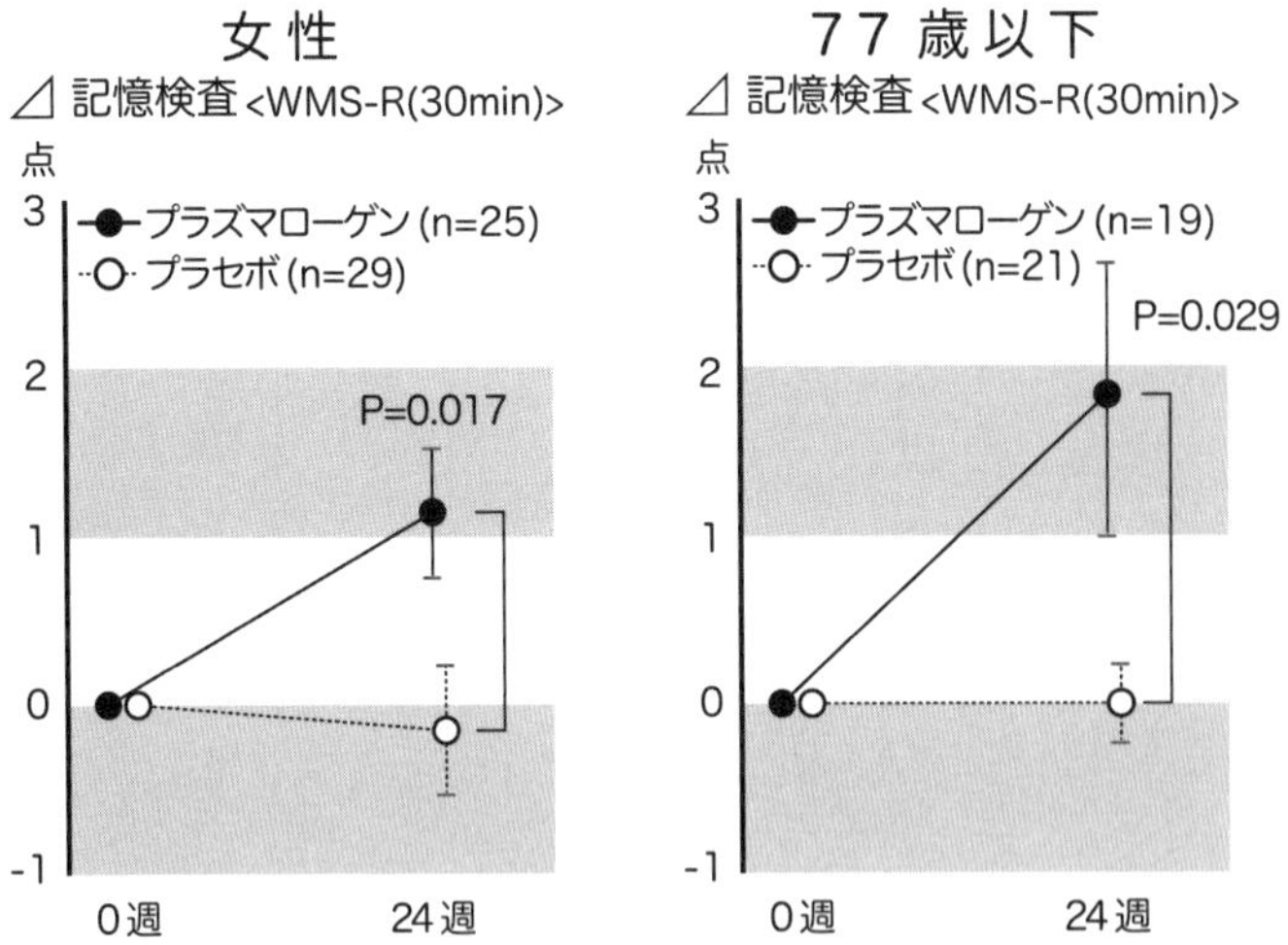
女性
⊿ 記憶検査 <WMS-R(30min)>
点
プラズマローゲン (n=25)
プラセボ (n=29)
P=0.017
3
2
1
0
-1
0週
24週
77歳以下
⊿ 記憶検査 <WMS-R(30min)>
点
プラズマローゲン (n=19)
プラセボ (n=21)
P=0.029
3
2
1
0
-1
0週
24週

今回の二重盲検試験ではＭＣＩについてもプラズマローゲン摂取群とプラセボ群について比較を行いました。ＭＣＩの場合は認知機能検査のＭＭＳＥ－Ｊ得点の変化について比較しました。ＭＭＳＥ－Ｊは見当識、記憶力、計算力、言語的能力、図形的能力などの質問項目が含まれる検査です。各質問項目を分析したところ、ＭＭＳＥ－Ｊの総得点は、プラセボ群では有意な改善はみられず、プラズマローゲン摂取群のみ統計的に有意な改善がみられました。そしてＭＭＳＥ－Ｊの項目の一つ、「ここはどこ?」などの質問で構成される「場所の見当識」の項目は、プラズマローゲン摂取群のみ有意な改善を示すとともに、プラセボ群と比較して有意な改善がみられたのです。空間記憶という観点では、ラットの実験でもプラズマローゲンによって目的地に早く到達できるようになることが確かめられています。また「場所の見当識」の低下は高齢者の転倒の重要な予測因子であることがわかっていますので、今回の結果は臨床的にも重要な意味があります。なお、「時間の見当識」はプラセボ群で著しく悪化しましたが、プラズマローゲン摂取群では悪化はみられませんでした。これらの結果から、ホタテ由来プラズマローゲンが認知症予防につながることが明らかになったのです。この結果は「Journal of Alzheimer's Disease & Parkinsonism（2018）8：419」に掲載されました。

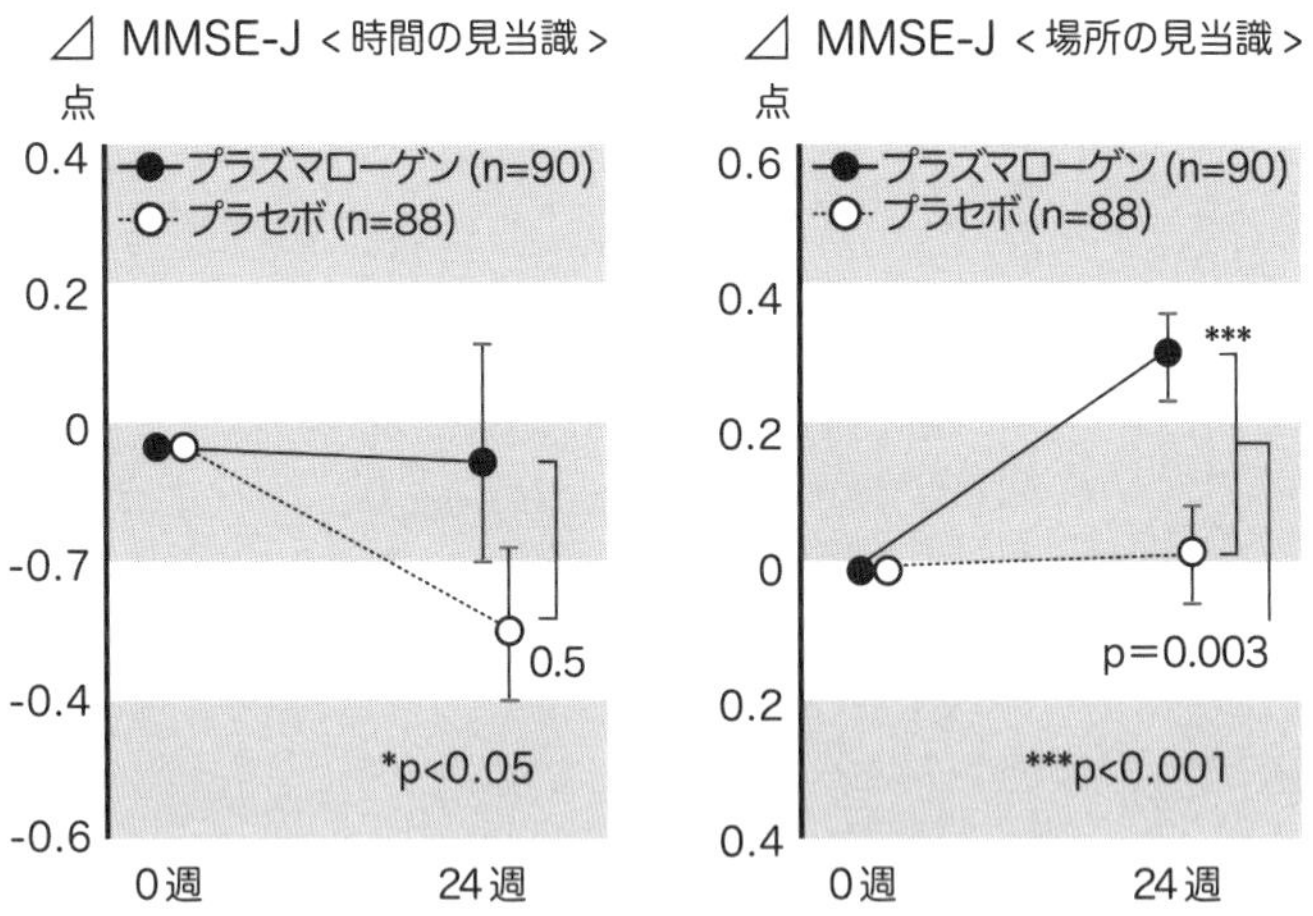
⊿ MMSE-J <時間の見当識>
点
0.4
0.2
0
-0.7
-0.4
-0.6
プラズマローゲン (n=90)
プラセボ (n=88)
0.5
*p<0.05
0週
24週
⊿ MMSE-J <場所の見当識>
点
0.6
0.4
0.2
0
0.2
0.4
プラズマローゲン (n=90)
プラセボ (n=88)
***
p=0.003
***p<0.001
0週
24週

ホタテプラズマローゲンで新しい認知症治療の一歩が始まる

①妄想が消え女性の身だしなみが蘇る
71歳、女性、アルツハイマー病、夫と二人暮らし

初診までの経過

家族が異変に気づいたのは約11年前、同じことを何度も言うようになったことから。翌年に近医受診、アルツハイマー病と診断され、抗認知症薬が処方される。3～4年はMMSEが24～26点で主治医からも抗認知症薬がよく効いていると言われていたが、次第に点数は10～15点になり、本人が嫌がるようになったため検査を中断。主治医から勧められた介護施設に試し入居に行くが、そこから逃げ出してしまった。

初診時：1日に5、6回、誰かが「こうしろ」と言っているという妄想がある。MMSEの検査のときに怖いと言ってじっとできず、診察時にも落ち着かず途中

で外へ出る。

MMSE：7点

1ヵ月後：前回会った医師の顔を覚えている。ご主人が知人と食事をした際、いつもは30分も経たないうちに帰ろうと言っていたのが、周りも驚くほどじっと2時間半待つことができた。その2週間後にMRIを撮りに行くと、検査直前に「帰る！」と暴れ出し撮影できず。ご主人から叱られると逃げて行き、捜索願いを出され、2時間後に12㎞離れたところで見つかる。デイケアに行き始める。

MMSE：8点

2ヵ月後：もう何年もつけていなかった口紅をつけたり、

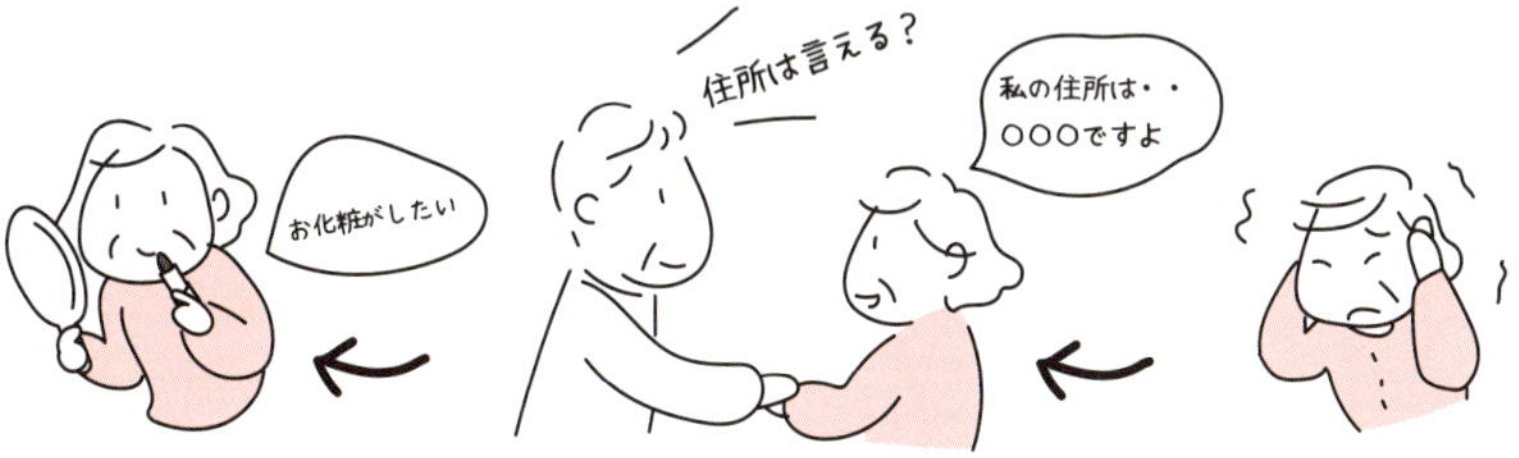
私の住所は・・
○○○ですよ
住所は言える？
お化粧がしたい

指輪をしたりするようになる。ご主人がハグをしたり手をつないだりすると、今までできなかったこともできるようになり、会話や入浴動作もスムーズになる。手を握ると、あるときは所在地を答えることができ、あるときは時間を正確に答えることが可能になる。不潔行為がなくなった（その一つの改善を見るのがご主人の唯一の楽しみとのこと）。

MMSE：9点

3ヵ月後：採血後、「帰りたい」と不安が強く落ち着かず。一日ご主人と院外へ。その後は落ち着き、MMSEはスムーズに実施。大変穏やかで笑顔になり、会話への反応も速くなる。ただ、短期記憶は継続せず、すぐに忘れる。手を握らなくても所在地を答えることができるようになり、ご主人の特訓で時間の区切りの幅が増えている。対外的に笑顔がさらに増え、近所の方との雑談や招かれてのお茶もでき、デイケアでも自分からスタッフルームへ行き談笑するとのこと。服装や身なりへの気遣いがさらに増加し、パジャマから着替える際、「こんな格好はおかしい？」と聞いたり、「化粧をしたい」と言い、道具（置き場所は忘れている）を手渡すと自分で化粧をしたりする。

MMSE：8点

当初は1日に5、6回「誰かがこうしろと言っている」という妄想がありましたが、1ヵ月後には人と会って食事を一緒にできる時間も増え、周辺をも驚かすほどの変化をみせています。2ヵ月後には、ご主人がハグなさるといろいろな動作がスムーズになり、女性としての感覚を取り戻しています。これらの変化はホタテプラズマローゲンの効果のみならず、優しい接し方をなさるご主人の努力も大きく、まさに67ページの良循環モデルのケースです。MMSEの点数は1点増えたのみですが、本人の行動・態度（他人に対する反応）は改善しています。11年前に病気を発症し、当初は薬の効果もありMMSEが改善していますが、その後は次第にその点数が減り、遂には施設に入ることを医師より勧められるまでに悪化。それでも施設に入ることを拒み、やむなく自宅介護になっています。このように病歴が長く薬が役に立たなくなった人にも行動変化が起こっていますので、自宅介護をされる方々にとって希望ある症例です。

②幻覚が消え自発的行動が増える
74歳、男性、レビー小体型認知症、妻と二人暮らし

初診までの経過

約5年前より怒りっぽくなり、運転中に道を間違えることがありひどく落ち込みを示す。その後、車で外出しようとしたので家族が注意をすると大声を出して暴れたことがあったため、近医を受診、アルツハイマー病と診断される。

初診時　：夜中、デイサービスの車が迎えに来たと言って外に出ようとしたり、誰かが来て玄関の扉を叩いているという幻覚が起こったりしている。起床時は抑うつ状態。

MMSE：11点

1ヵ月後：ホタテプラズマローゲン摂取2日目に自分で箪笥から着替えを取り出すことができ、奥様の膝が悪いのを気遣い、ゴミ出し日に、「ゴミを出してこよう

か」と言う。夜中に誰かが来ているという幻覚がなくなり、抑うつも減少。

MMSE：13点

2ヵ月後：よい笑顔が出ている。米洗いや野菜切り、台拭き、食器洗いなどの手伝いをする。散歩に行きたがるが一人で行くことは止めている。一緒に出かけても足の悪い奥様を待たずに先に行ってしまうので、週2回1時間ほどヘルパーさんと外出。デイケアは週に1回、行くと楽しそうにしているが、自分から「行きたい」とは言わない。幻覚は消えたままである。

MMSE：13点

3ヵ月後：朝起きると本人がおらず、警察に連絡。11時

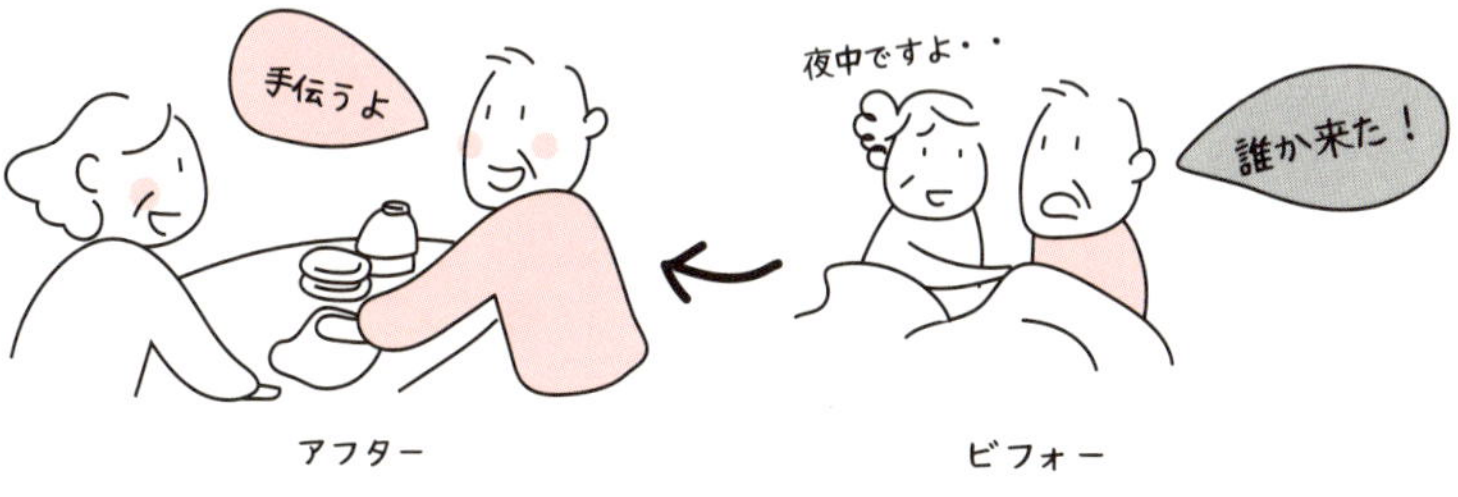
夜中ですよ・・
誰か来た！
ビフォー
手伝うよ
アフター

頃、救急隊より連絡があり無事に保護された。洋服のポケットに住所・氏名を縫いつけておいたので自宅が判明したとのこと。本人曰く、知人を訪ねるために外出したが、途中で道がわからなくなり、おまけに転倒したとのことで、利き腕の左手首を骨折。近所の人からは、「どこが認知症なの？」と言われるくらいに笑顔でおしゃべりをする。ただ、相手が誰かはわかっていない。幻覚・抑うつはなくなった。

MMSE：14点

ホタテプラズマローゲン摂取後数日で幻覚と幻視に変化がみられ、また2日目には自分で箪笥から着替えを取り出すという自発的行動が出てきています。さらに1ヵ月後には奥様に対する思いやりという高次機能が出ており、プ

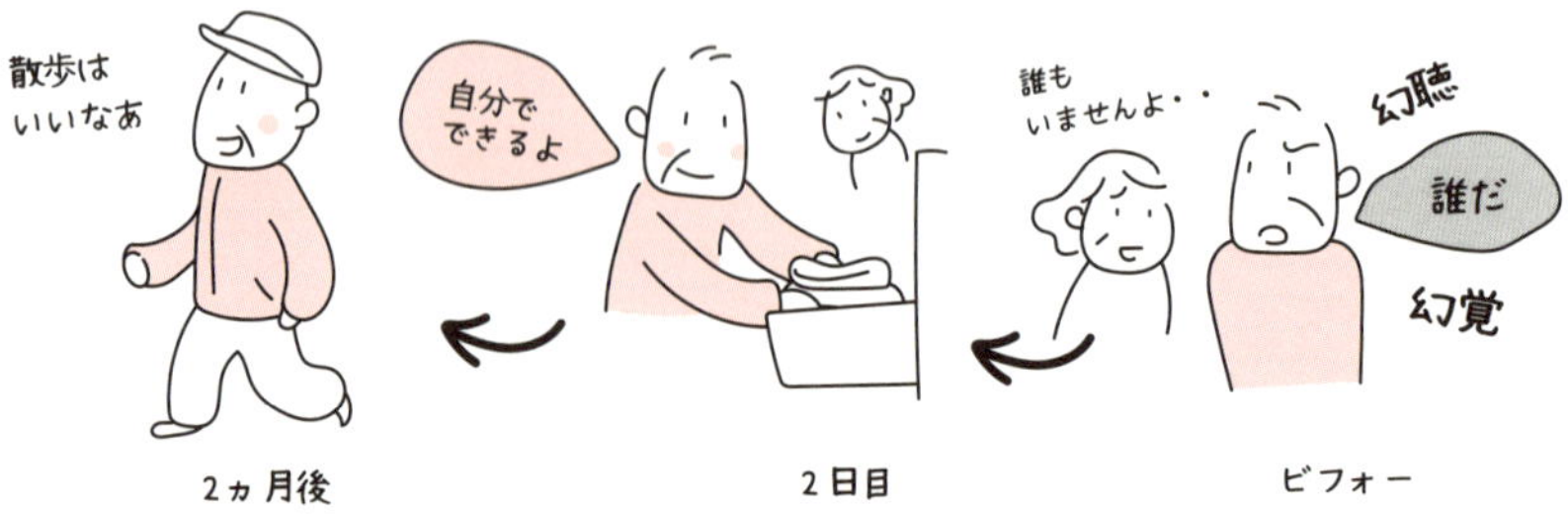
幻聴
誰だ
幻覚
誰も
いませんよ・・
ビフォー
自分で
できるよ
2日目
散歩は
いいなあ
2ヵ月後

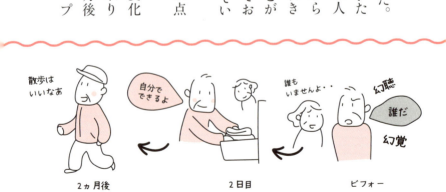

ラズマローゲンの効果の特徴を表しています。2ヵ月目には笑顔も出るようになり、自然な行為が増えています。1人で外出できるまでに元気になった結果、途中で場所がわからなくなり、おまけに転倒して骨折してしまうというハプニングがありましたが、これは元気になったことによって起こったマイナスと言えます。だからといって外に出ない方がいいかというとそうではなく、今後も連絡先を書いた名札をつけて出かけるという自由を持っていただいた方がよいのではないでしょうか。実は、一見徘徊に見えるこの行動も、知人を訪ねるためという極めて理由のある合理的な行動だからです。もしその結果、迷子になったときには、家族以外の地域が協力するという形でのネットワーク作りの必要性（地域包括ケア）を示唆するものです。

③世話される側から人を世話する喜びへ
66歳、男性、アルツハイマー病、(元)自営業、実姉と同居

初診までの経過

5～6年前から仕事の内容を忘れることが多くなり、周囲や本人も気がつき、大学病院を受診、若年性アルツハイマー病と診断される。翌年、他院にて痔核の手術のため入院した際、せん妄を起こす。その後他院で治療し、初診時のMMSEは3点。現在は検査に回答もしない状態。デイサービスの利用でも暴言・興奮などが出現し、抗精神薬、抗不安薬を使用中。

初診時　：言葉数も少なくほとんど会話はなく、実姉が代わって返答。落ち込みと暴力・暴言があり、ときどきうろうろと徘徊もする。新聞は毎日みている。カラオケが大好き。犬の散歩は毎日している。デイケアからの帰宅後はテレビを見たり犬と遊んだりしている。

1カ月後：エレベーターのボタンを押すことやシートベルトをするようにお願いするると、してくれるようになる。サッカーやゴルフなどのテレビ番組をよく見るようになり、怒りっぽさも減り、いろいろなことが待てるようになった。暴言・暴力は変わらないが「ごめんね」とすまなそうに言うようになった。

MMSE：4点

2カ月後：前回の受診後に引越しをしたことから情緒不安定になり、黙ってしまい落ち着かない様子。暴言や暴れたりすることが多くあったが少し落ち着いてきている。毎日犬の散歩をし、ホース

MMSE：2点

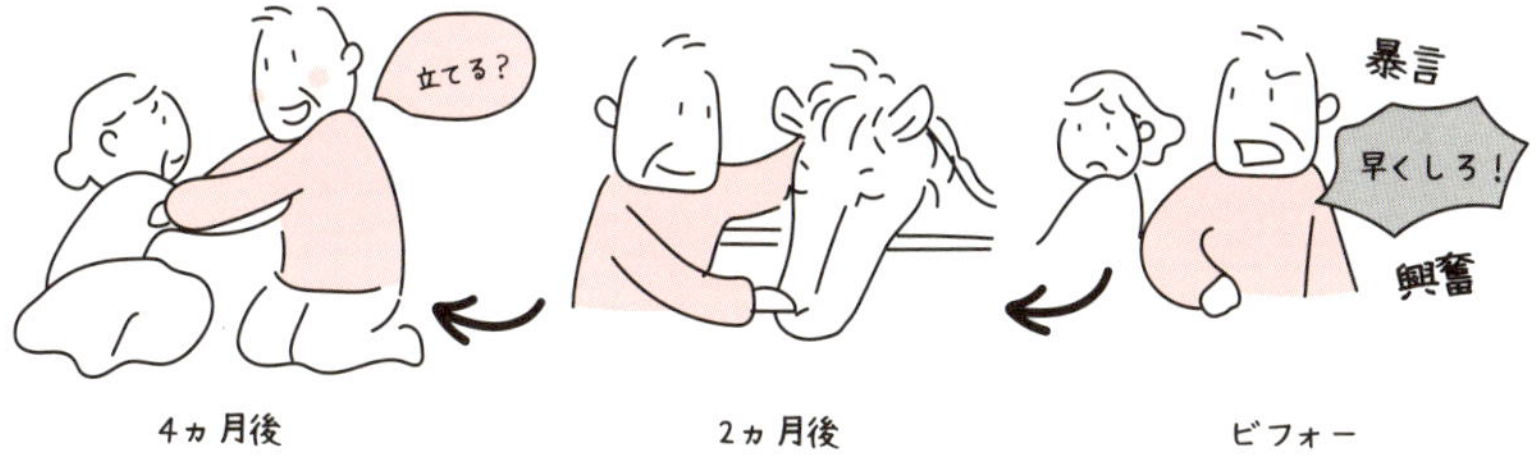

セラピーに通い始めている。

MMSE：0点

3ヵ月後：引越し後の悪い状態が回復し始めている。睡眠もとれるようになり、乗馬も続けているので姿勢もよくなってきた。ドライブに連れて行く、一人で歩く練習をさせるなどし、実姉が遠くから見守っている。本人が望むことを受け入れている。

MMSE：3点

4ヵ月後：2ヵ月に1回受診しているかかりつけ医師やホースセラピーの先生から認知症状が改善していると言われる。ショートステイに入所したところ、毎日の歯磨き、入浴などを自分でするよう

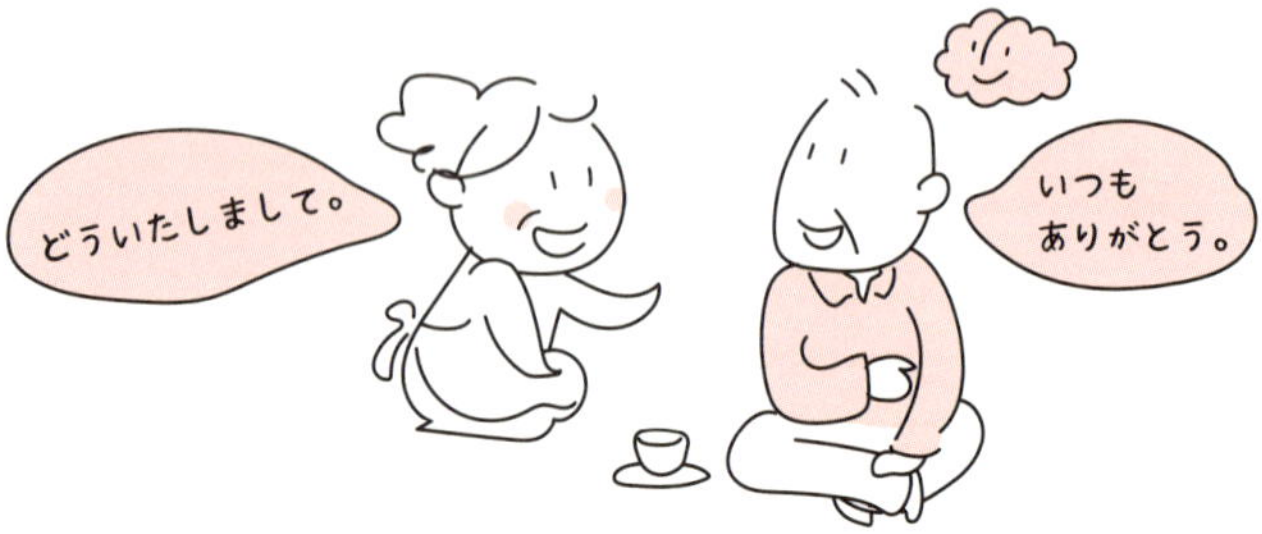

になった。野菜を切ったり調理など自分にできることをやっている。みんなの輪のなかに入って(輪の中心で)打ち解け、体操も皆の中心になってじっとしていることがない。いろいろな方と一緒に生活して、歩きづらい人には手を貸して介助している。週3回のホースセラピーは続けている。1～2時間は待てるようになった。

MMSE：5点

6年前よりアルツハイマー病の治療を受けておられ、初回のMMSEは4点(重症)で、それは4ヵ月後もあまり変わっていません。当初は優しい姉が弟を守るという姉弟愛による介護でしたが、3ヵ月後には笑顔が出るようになっています。病院側からのアドバイスでショートステイに行くことを勧めましたが、そこでは利用者さんたちのなかで(相対的に)若いということで期待され、手伝いやスポーツにも参加することになりました。世話される側から世話する側になるという体験、人に役に立つことで自分が元気になるという典型的なモデルです。認知症だけでなく「脳疲労」状態がよくなるのは喜びを味わうことです。その喜びとして最高なのが、人の役に立つことです。この方もこの喜びの体験によって認知症の症状が改善し始めています。若年性アルツハイマー病は急速に悪化し、回復は難しいと言われていますが、行動がこのように改善していることは希望につながる症例です。

④家族の見守りとプラズマローゲンで良循環
80歳代、男性、アルツハイマー病、妻と二人暮らし、介護申請なし
MRI：両側側頭葉、海馬の萎縮軽度

初診までの経過

3～4年前から、同じことを繰り返すようになり、近医を受診して、抗認知症薬を飲み始めた。3年間、MRI撮影はしてなかった。

初診時　：デイケアには行っていないが老人クラブのボールゲームに週に1回参加。ほとんど怒ることはなく穏やかな性格で夫婦仲はよい。今までに2回失禁。息子さんが介護のために仕事をやめて敷地内の別棟に住んでいる。

1ヵ月後：受診を嫌がっていたが好きな車に乗れること、帰りに外食で刺身を食べることを楽しみにしている様子。何も言わなくても毎朝、庭を掃き、朝晩雨戸も開閉している。犬もかわいがっている。

MMSE：13点

2ヵ月後：息子さんに連れて行ってもらったところの話を楽しそうにしたり、ボールゲームに参加した後のお茶の時間を楽しみにしたりしている。しかし奥様が「お買い物に行きますよ」と言って出かけて帰ると「どこに行ったの！」と今までにない大きな声で怒る。一人でいるのをさびしく感

MMSE：13点

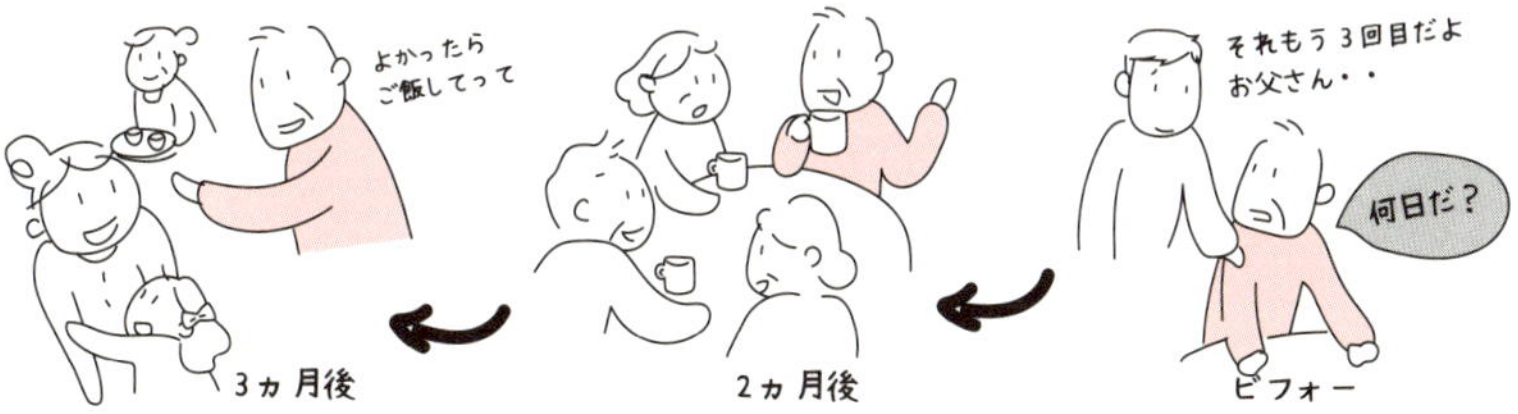
それもう3回目だよ
お父さん・・
何日だ？
ビフォー
2ヵ月後
よかったら
ご飯してって
3ヵ月後

じている様子。ときに1～2km圏内を自転車に乗って一人で回るが、2時間後には自宅に戻る。

MMSE：13点

3ヵ月後：毎朝畑に行き収穫した野菜の名前（とうもろこし、きゅうり、トマトなど）を挙げていたが、途中から次の言葉の意味と繋がらなくなる。奥様が1ヵ月に1回美容院に行くために3時間くらい一人にした後は、前よりさびしがる様子。その理由を聞くと「そんなことないよ」と手で顔を覆い恥かしそうにする。人が来ると、あがっていって、食事していって、と気を遣うようになった。

MMSE：18点

介護申請をすることなく老夫婦のみの生活ですが、同じ敷地の別棟に住む息子さんご一家が支えているというご家族です。このご家族の素晴らしいところはそれぞれが相手のよさと自由を認め合い、それを言葉にして表現していることです。単にホタテプラズマローゲンを外から補給するだけでなく、好きなものを食べたり好きなことを積極的に生活のなかに取り入れたりする楽しみが持て（BOOCSができ）れば、脳のなかのプラズマローゲンが増えて内からも補充でき、さらにQOL（生活の質）を高めることができます。良き循環を生み出していければ、老老介護の負担や周辺のご家族の負担を減らすことができます。

⑤家族に自由が受け入れられ改善
80歳、女性、アルツハイマー病、自営業現役、息子さんと二人暮らし

初診までの経過

約1年前より勘違い程度のもの忘れが出始め、次第に顕著に。食品を買い過ぎるようになり近医を受診。抗認知症薬を内服中。

初診時　：日中はヘルパーさんと一緒にいるが、息子さんの帰宅時間まで遅くても起きて待っているので睡眠は浅い。たくさん買い過ぎる食品は息子さんとヘルパー

さんが廃棄している。

MMSE：18点

1ヵ月後：自宅近くでやっているラジオ体操に参加してみる気になり、好きな曲を口ずさむなど意欲が少し出てきている。

MMSE：20点

2ヵ月後：医師のことを覚えている。意欲が出てきて継続している。表情もよくなりスッキリしている。川沿いに咲いている花に見とれて散歩しているうちに家族とはぐれ、迷子になったが警察署に自分で道を聞きに行き保護される。迎えに行った息子さんに叱られず嬉しかった様子（偶然に同じように迷子になり迎えに来た家族から叱

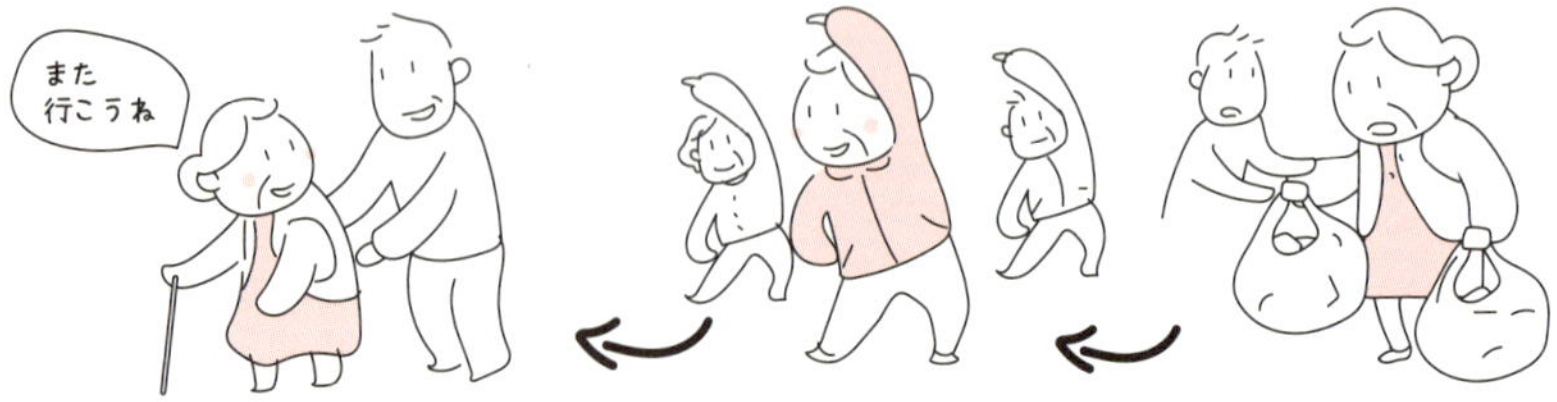

3ヵ月後　1ヵ月後　ビフォー

られている認知症の方を見て)。

MMSE:22点

3ヵ月後:家族ができるだけ外に連れ出すように心がけており、笑顔や感謝の言葉が増えている。「また行こうね」と積極的な言葉が聞かれる。

MMSE:20点

中等症の認知症の方ですが、3ヵ月後には笑顔や家族に対する感謝の言葉が増えています。認知症に対する対応は家族によっても非常に異なり、息子さんが徘徊で保護されたことを叱らなかったのは、母親の自由を認めていることの表れであり、それは認知症が改善するチャンスが十分に与えられていると言えます(実際にこの方は治療経過とともに改善されています)。認知症であっても十分に楽しみや喜びを感じることができます。

この騒動を通して改めて警察署、お巡りさんの社会的貢献を知ることになりましたが2例目の方と同様、地域での見守り体制の必要性を示唆する出来事だと言えます。

新しい「脳疲労」のバイオマーカーとは?

●MCIを早期に発見

これまでプラズマローゲンの血中濃度の測定は血清の濃度で測定されていました。これには高額な測定器を必要とし、また膨大な時間を要していましたので、研究目的で行われることがほとんどで、一般には測定しにくいものでした。しかし、レオロジー機能食品研究所では、簡便な血漿と赤血球膜の2種類のプラズマローゲンの測定法を開発しました。希望があれば一般の方でも測定が可能になってきました。すでにBOOCSクリニックでは希望の患者さんに測定を開始しています。

前節の臨床試験でも血中(血漿と赤血球膜)のプラズマローゲン濃度を測定しましたが、そのなかで新しい発見がありました。正常高齢者と臨床試験参加者の血中プラズマローゲン濃度を比較したところ、もちろんアルツハイマー病患者では重症になるに従い血漿も赤血球膜も値が低下していました。ところがMCIでは血漿のプラズマローゲンに有意な差はみられませんでしたが、赤血球膜がすでに正常者より有意に低下していることがわかったのです。赤血球膜は脳の神経細胞膜に近いので、この結果はMCI

の早期発見につながるということで認知症予防に大いに役に立つと考えています。

　今後は認知症の予防のために定期的に血中のプラズマローゲン濃度を測定する必要性が増していくことでしょう。

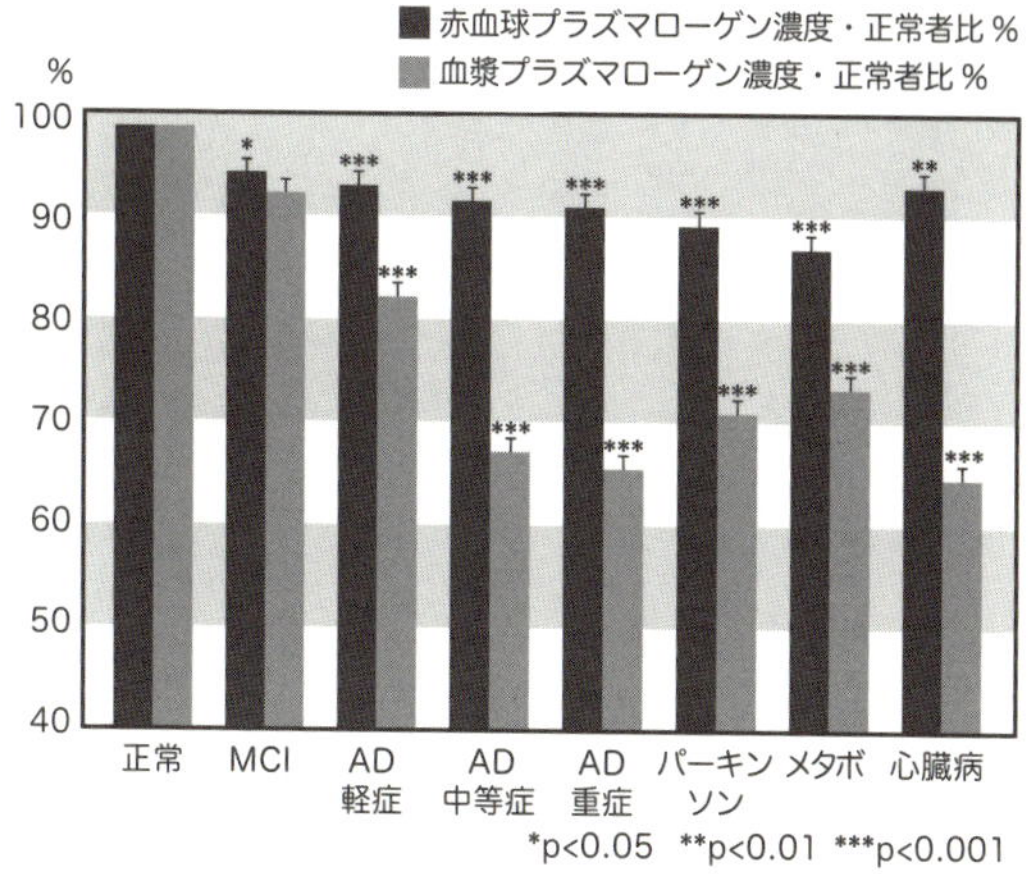

各疾病とプラズマローゲンの比較

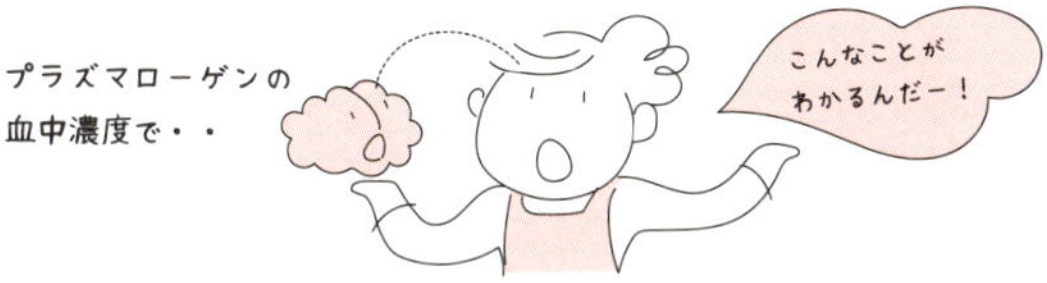
プラズマローゲンの血中濃度で・・
こんなことがわかるんだー！

●生活習慣病などの病気でも血中プラズマローゲンが低下

現在さまざまな病気の方の血中プラズマローゲン濃度を測定していますが、肥満、高血圧、糖尿病、心臓病、パーキンソン病などの多くの病気で、血漿と赤血球膜のプラズマローゲンが減少していることを突きとめました。しかも病気の種類や重症度によって血漿と赤血球膜のプラズマローゲンの値が異なっていたのです（前ページのグラフ）。「脳疲労」と関係している病気の方のプラズマローゲンが減少していることから、「脳疲労」はプラズマローゲンの減少であることがほぼ間違いないのではないかと思っています。現在そのメカニズムの基礎研究も進めていますので、ここ数年で明らかにできることを楽しみにしています。

今後はプラズマローゲンの血中濃度が健康診断の必須項目になり、「脳疲労」の早期診断に役立つことを目指して

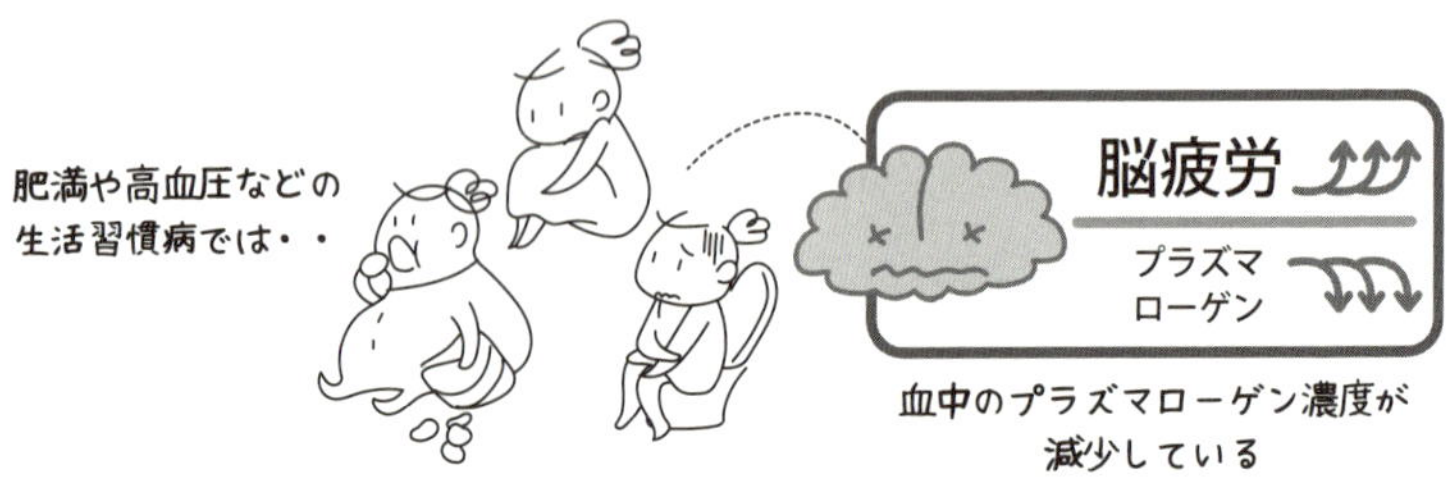
肥満や高血圧などの
生活習慣病では・・
脳疲労
プラズマ
ローゲン
血中のプラズマローゲン濃度が
減少している

います。現在は先にご紹介したように、質問紙を用いた「脳疲労」診断とバイオマーカーとしてプラズマローゲン血中濃度を組み合わせた脳機能診断システムづくりを始めています。数年後には健康診断の必須項目として皆さんが身近に測定できる検査にしたいと考えています。

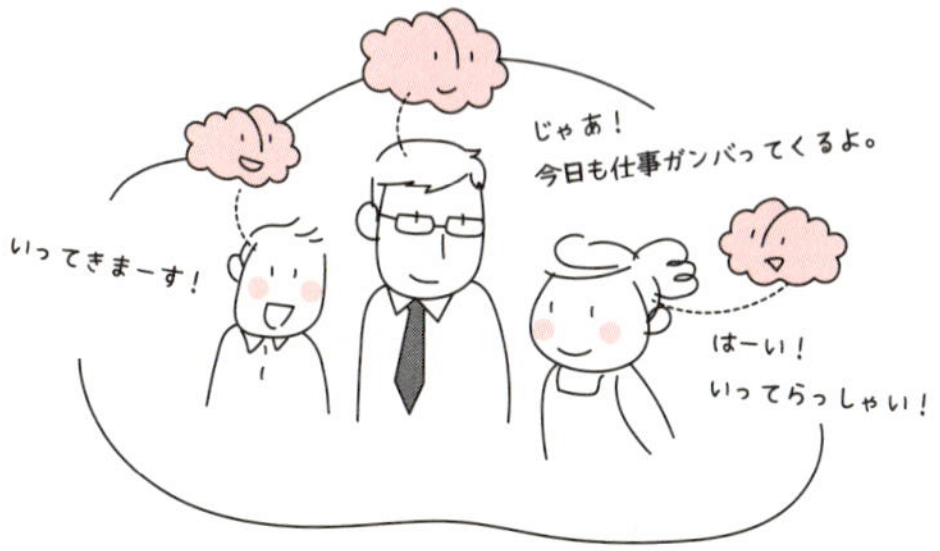
じゃあ！
今日も仕事ガンバってくるよ。
いってきまーす！
はーい！
いってらっしゃい！

プラズマローゲンの血中濃度診断は、
脳疲労の早期発見につながる

第3章

免疫異常は「腸疲労」から

「腸疲労」とは？

●腸内細菌と腸上皮細胞との仲間割れ

「腸疲労」は多くの方にとって、きっと耳慣れない言葉だと思います。なぜなら「腸疲労」という言葉はプロローグでも書きましたように、著者が十数年温めてきた新しい考え方で、私の造語だからです。「脳疲労」が東の横綱なら「腸疲労」は言わば西の横綱といえるとても重要な概念です。「腸疲労」を簡単に言えば、腸が疲れて働きが悪くなっている状態です。自覚症状としては便秘、下痢が最も多い症状です。今回この本で新しい概念としてまとめましたのでご紹介しましょう。

医学的に定義すれば「**腸内細菌**と**腸上皮細胞**との**関係性が破たん（仲間割れ）した状態**」です。私たちの腸は食物を消化・吸収し、そして老廃物を排泄するという大変重要な働きをしていますが、一方で外界から入ってくる異物（細菌、ウイルス、体に悪い食べ物）を監視する働きもしています。国際空港の検問所みたいなものです。これは広義に「免疫」と言われるものです。どの国にも外国の大使館がいくつも置かれているように、腸管内には多種類の微生物が常駐しています。乳酸菌、ビフィズス菌などがよく知られていますが、健康人では100〜1000種類、総数100兆個にも及ぶ腸内細菌が共生していることがわかっています。言わば、腸管は国家で、腸上皮細胞は外務省だと言えます。外国と仲良くしてこそ(外国大使館が多数あってこそ)国が繁栄するように、まず腸内細菌は多種類、多数あることが重要であり、そしてその多種類の腸内細菌と仲良くすることが、体を元気にすることにつながるのです。実際、腸内細菌自ら人体に必須の栄養素やビタミン類を生産していますが、一方で腸上皮細胞の免疫細胞と「対話」していることがわかってきました。この対話で、がん免疫やアレルギーも調整されるのです。つまり腸は脳と同じような体の司令塔となっているということです。

しかし、「脳疲労」が起こって、肉食中心、野菜不足の食事をしていると、このような免疫調整が行われなくなることもわかってきました。つまり何か善玉菌があればよいというのではなく、腸内細菌と腸上皮細胞との関係がいろいろな条件、環境で変わるということです。もし、腸上皮細胞と腸内細菌との対話がなくなり腸内細菌が極度に少なくなると、これは外国との交流がない独裁国家のようなもので、腸管という国家は破綻します。この状態を私は「腸疲労」と呼ぶことにしたのです。

●腸内細菌のさまざまな働き

まず、消化吸収の手助けをしてくれるのが、腸内細菌の基本的な役割です。腸管に入ってきた食べ物、特にヒトが消化（分解）できないもの、たとえば食物繊維などを分解し、私たちが吸収・利用できる形にしてくれます。また、小腸や大腸の運動、腸粘膜の血流や腸で大量に分泌される粘液の量の調節、コレステロールの代謝、薬などの薬物代謝、老廃物の排泄などに関わっています。

さらに、食べ物と一緒に口から侵入してくる病原菌の感染を防御する他、セロトニンやノルアドレナリン、ドーパミンなどの神経伝達に関わるホルモンの合成にも不可欠な存在です。

免疫とも深く関わっています。免疫に関わる器官には胸腺などいくつかがありますが、腸管は免疫細胞（リンパ球）が集まる最大の免疫器官です。私たちの体の免疫細胞の約60％は腸に存在し、体内に入ってきた異物や、体のなかにできてしまったがん細胞などを叩いてくれているのです。

腸の免疫機能が高くないと、口から食べ物と一緒に侵入してくる細菌やウイルスなどの病原菌と闘うことができず、病気にかかりやすい状態になってしまいます。また、働

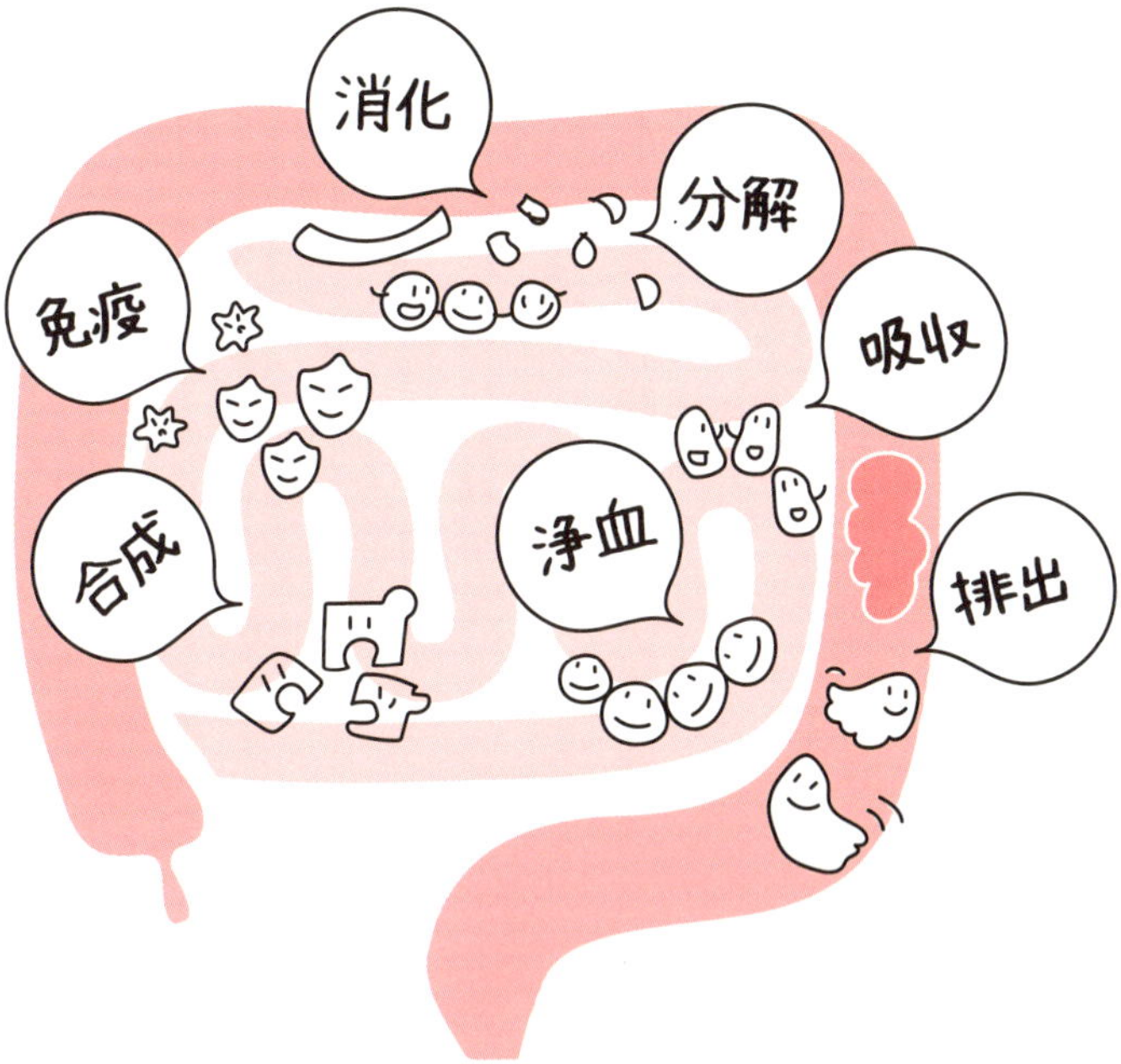
消化
分解
免疫
吸収
合成
浄血
排出

きが狂うと、間違えて自分の体も攻撃してしまいます。そこで、これをなだめて制御する免疫細胞も存在しています。

腸内細菌が、この両方の免疫細胞を上手く調整しているのです。この免疫細胞と腸内細菌の関係は一方通行ではありません。よい腸内細菌がよい免疫バランスを調整し、よい免疫バランスがよい腸内細菌を形成する手助けをします。双方向の調節が働いていることが大事なのです。どちらかでも崩れてしまうと、負の連鎖が生じてしまうのです。

一人の腸内には1000~10000種の腸内細菌が共生し、そのパターンは百人百様であると言われています。また民族によっても異なり、日本人のお腹のなかには、世界の人々にない腸内細菌がいるそうです。

2010年、フランスの微生物学研究チームが科学雑誌『Nature』に、「生の海苔を消化できる腸内細菌を保有するのは世界で日本人だけ」という研究結果を発表しまし

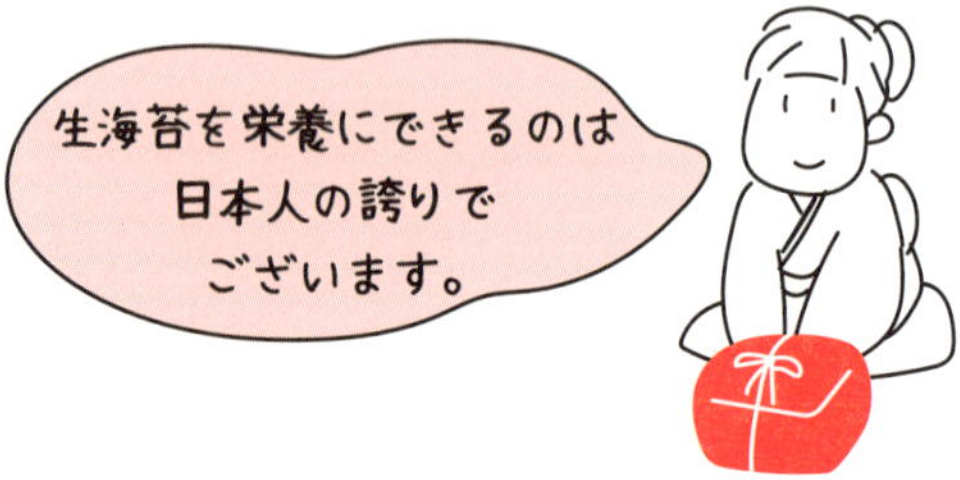
生海苔を栄養にできるのは
日本人の誇りで
ございます。

た。その腸内細菌はバクテロイデス・プレビウスというものですが、海苔を食べても栄養として活用できるのは、日本人だけというわけです。

●腸上皮と腸管の役割

腸の横断面を左に示しますが、一番内側に腸上皮細胞は位置しています。腸上皮細胞は、栄養や水分の吸収を司る吸収上皮細胞、粘膜を防御する粘液を分泌する杯《さかずき》細胞、セロトニン、ガストリンなどの消化管ホルモンを分泌する腸内分泌細胞、抗菌ペプチドを産生するパネート細胞などに分かれて、腸管の内腔（内なる外部環境）を形成しています。ちなみにこの腸上皮細胞でできた内腔の表面積は、なんと体表の皮膚面積の20倍もある広大なものです。この腸上皮細胞が１００兆個もの腸内細菌と対話し、その情報を粘膜固有層にあるパイエル板や樹状細胞に送って免疫を調整していることがわかっています。この免疫

腸上皮と腸管の構造

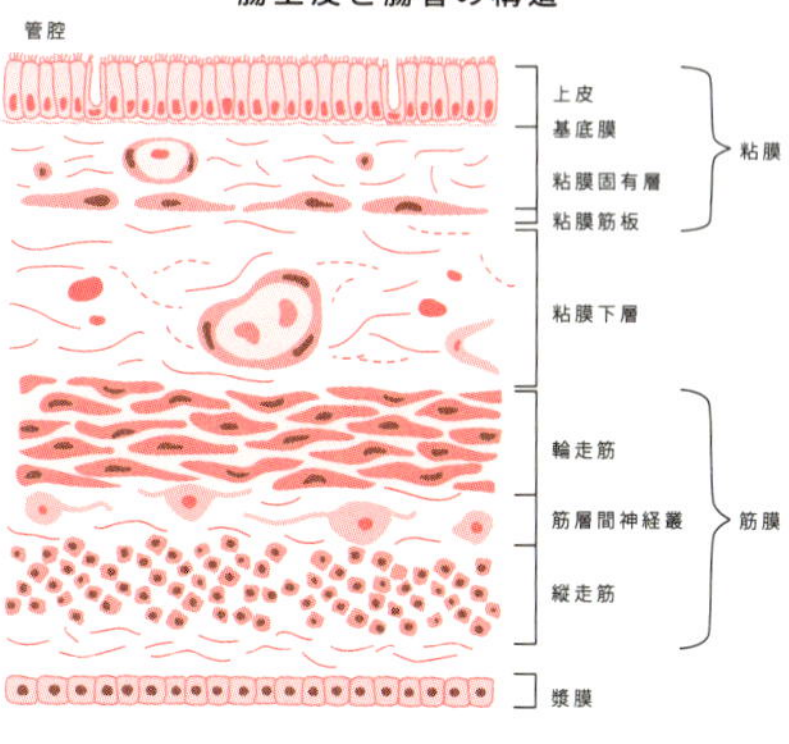

調整は、体全体の60〜70％に及ぶと言われています。

●「腸疲労」は、「脳疲労」と悪い食べ物・食事から

「脳疲労」の重要なサインの一つが便秘であると第一章で述べましたが、この便秘は「腸疲労」の重要な症状でもあります。便秘は腸管のぜん動運動が異常になるか、食べ物の質と量が不足すると起こります。前者のぜん動運動異常には、弛緩性と緊張性と2つのタイプがありますが、いずれも自律神経（交感神経と副交感神経）のバランスが失われると起こります。

124・125ページのイラストは「脳疲労」と「腸疲労」との関係を示しています。「脳疲労」になると自律神経中枢である間脳が異常（多くが交感神経緊張持続）になる為、腸管の働きを高める副交感神経の働きが低下し、その結果腸管のぜん動運動が低下して（⑤のルート）便秘が起こるのです。

一方、食べ物の質が悪くなる（食物繊維が少なく、肉食中心で水分不足など）と、本来の便の量が少なくなるのと同時に、腸内細菌量が少なくなることとが重なって（⑥のルート）腸管の働きを刺激・促進することができなくなります。

さらに、「脳疲労」になると④のルートで健康に悪い食べ物（脂っこいもの、甘い物）、悪い食事（過食・偏食・早食い）をするようになり、その結果、腸内細菌の質と量を低下させて便秘になるのです。

このように、「脳疲労」と「腸疲労」は密接な関係にあるのですが、⑧のルートのように「腸疲労」が逆に「脳疲労」を起こすことも明らかになってきました。「腸疲労」の重症形である「過敏性腸症候群」の人では、実際に不安や抑うつ感情が起きやすいことが報告されています。

●抗生物質の登場が腸内細菌叢を壊している

ペニシリン、ストレプトマイシンの発見以来、これら抗生物質のお陰で、肺炎や結核で死ぬことは極めて少なくなりました。しかし、抗生物質は標的となる病原菌だけでなく、似たような腸内細菌へも影響します。細菌数は減り、保たれていた細菌バランスが崩壊するのです。この崩壊をきっかけに、一部の細菌だけが増殖してしまったり、カビや酵母などの真菌が勢力を拡大してしまったりと、お腹の痛みや下痢、便秘などの表面的な反応だけでなく、目に見えないところで大きな変化が起こってきます。もちろん免

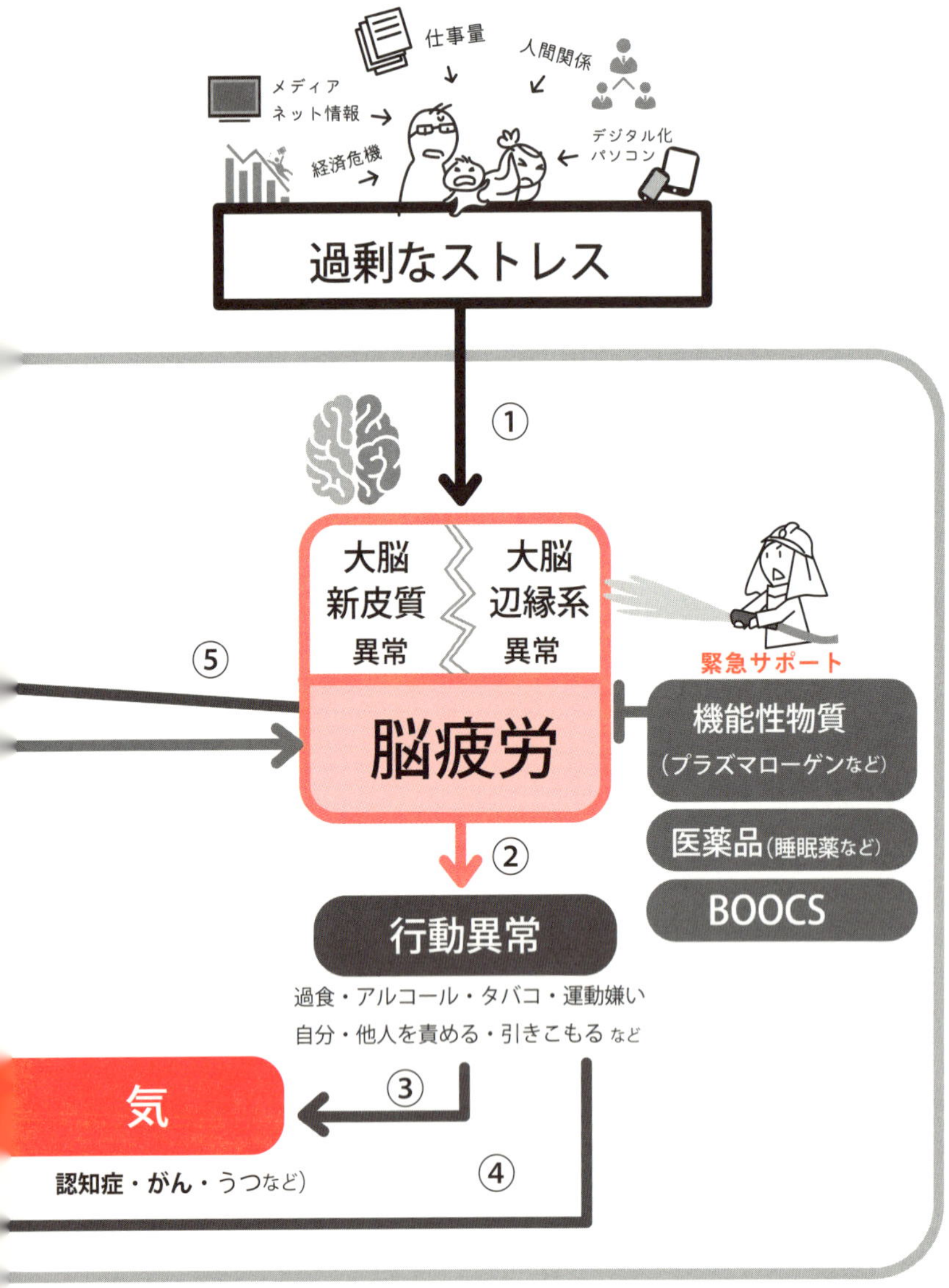

仕事量
人間関係
メディア
ネット情報
デジタル化
パソコン
経済危機
過剰なストレス
①
大脳
新皮質
異常
大脳
辺縁系
異常
緊急サポート
⑤
脳疲労
機能性物質
（プラズマローゲンなど）
医薬品（睡眠薬など）
BOOCS
②
行動異常
過食・アルコール・タバコ・運動嫌い
自分・他人を責める・引きこもる など
③
気
④
認知症・がん・うつなど）

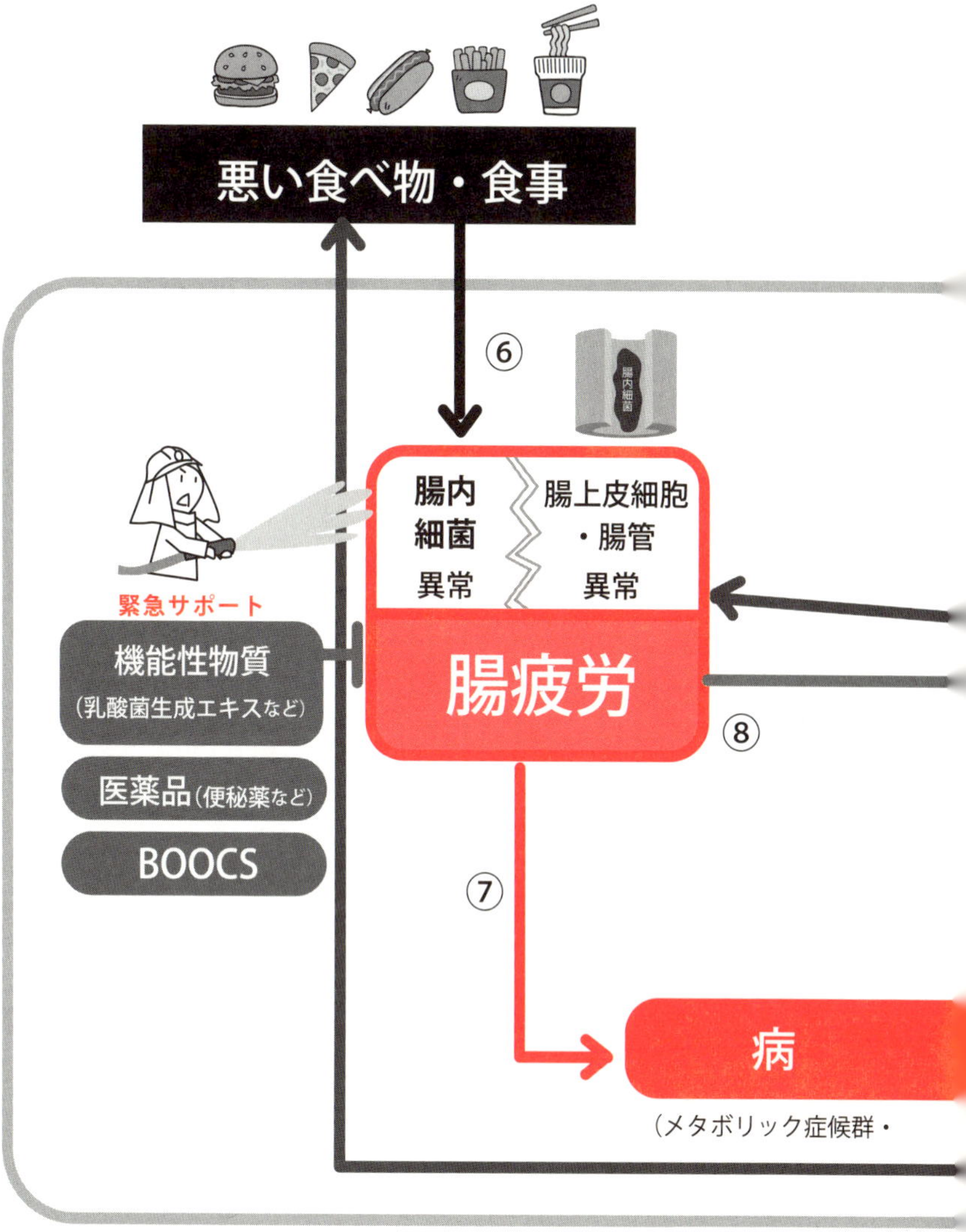
悪い食べ物・食事
⑥
腸内細菌
腸内
細菌
異常
腸上皮細胞
・腸管
異常
緊急サポート
機能性物質
(乳酸菌生成エキスなど)
医薬品(便秘薬など)
BOOCS
腸疲労
⑧
⑦
病
(メタボリック症候群・

脳疲労と腸疲労の関係

疫系への影響も避けられないでしょう。

保存料や調味料などの添加物の入ったお菓子やパン、総菜などを食べ続けることも問題です。最近の市販のパンはかなりの日数で放っておいても、カビたり、腐敗したりしません。細菌が生えにくいということは、少なからず腸内細菌に悪い影響を与えると考えられます。

また、カップラーメンやポテトチップスなど保存料の入ったお菓子や総菜などは添加物の問題もありますが、酸化した油が過酸化脂質となり、腸内環境を傷つけます。お腹のなかで次第に腸内細菌は元気を失い、バランスが崩れ、「腸疲労」がいつでも起こる状態となっていくのです。

事実、先進国と後進国の人の腸内細菌を比べると、明らかに先進国の人では腸内細菌の多様性が低下してしまっているようです。

ワシントン大学の研究チームの報告によれば、一般的なアメリカ人とインディアン、アフリカ（マラウイ共和国）の人々との腸内細菌を比較すると、一般的なアメリカ人から検出される細菌の種類がかなり少ないことがわかりました。食事内容や生活スタイルの違いもありますが、抗生物質や食品添加物の使用量も大きく関わっていると考えられます。

「腸疲労」になるとどうなるの？

●今、日本人の便の量が減っている

アイルランドのデニス・バーキット博士は、20年以上もアフリカに住み込み、アフリカ人に大腸がんなどの病気が少ないことに気がつきました。バーキット博士はアフリカ農民とイギリス人の一日の排便量や排泄されるまでの通過時間を調べました。アフリカ人の一日の排便量は平均で470gに対して、イギリス人は平均104g。通過時間はアフリカ人の平均は36時間で、イギリス人は平均83時間でした。イギリス人はアフリカ人と比べると便の量が少ないだけでなく、2倍以上も大腸に便が滞留していたのです。

さらにバーキット博士はアジア・アフリカ諸国を中心に世界を訪ね歩いて排便量と食事の調査を行いました。それによるとケニア520g、ウガンダ470g、マレーシア（マ

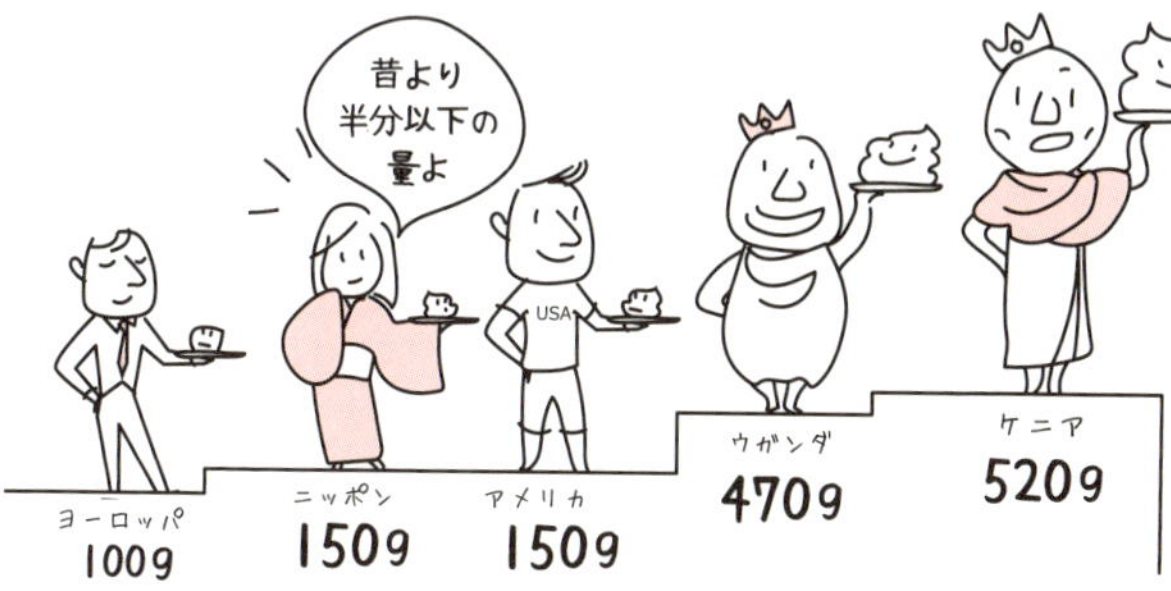
昔より半分以下の量よ
USA
ヨーロッパ
100g
ニッポン
150g
アメリカ
150g
ウガンダ
470g
ケニア
520g

レー人）465g。ウガンダでは1kg近い人もいたようです。さらに他の人の調査でもペルー325g、インド311gというデータがあります。

また、アメリカ人は150g、ヨーロッパではだいたい100gだそうです。日本人はどうでしょう。かつては400gあった日本人の便が、どんどん減ってきています。今では平均150~200g。女性では90gくらいしかない人もいるというのです。

なぜ国によって、または時代によってこんなにも便の量が違うのでしょうか。まず一つは、食べるものの内容です。口に入れるものが変われば、出るものも変わるのです。

バーキット博士は、便の量と共に、食事に含まれる食物繊維の量を調べています。するとやはり、便の多い国では食物繊維をたくさん摂っていることがわかったのです。

健康な人の便は80%が水分で、それを除くと、食物繊

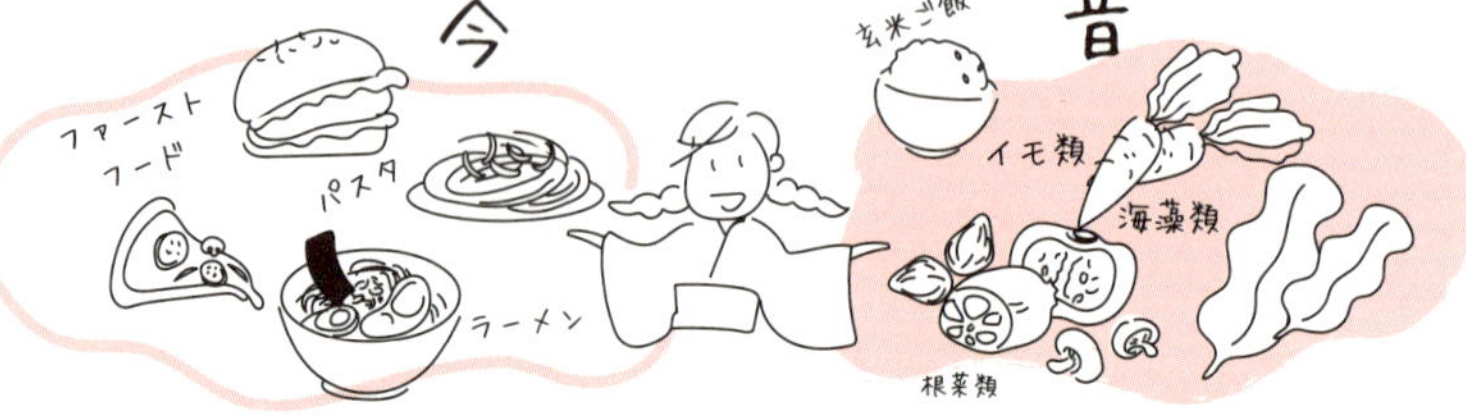

維や不要ミネラルなどの食べカスが30～40％程度、残りは腸壁の細胞がはがれたもの、そして腸内細菌と言われています。つまり、便が少ないということは腸内細菌が少ないということでもあります。では、日本人が食事から食物繊維をどれだけ摂っているかを見ると、戦前は1日約30gです。ところが現在は、その半分の15gしか摂っていません。

食物繊維をたくさん含んでいるものというと、玄米、根菜類、海草類、芋類など。伝統的な日本食では、常に食卓に上っていた食材です。しかし、ハンバーガー、サンドイッチ、パスタ、ラーメンなどばかり食べている人は、確かに食物繊維はほとんど摂れていないでしょう。次の要因はストレスです。心と体に感じるストレスは自律神経に影響を与え、腸の働きにダメージを与えます。だから、便秘は「腸疲労」の症状でありながら、実は「脳疲労」の症状でもあるのです。

では究極に便量の少ない人、つまり便秘の人はどれだけ増えているのでしょうか。国民生活基礎調査（平成28年・厚生労働省）によれば、便秘症状は女性に多く、男性では24・5人。そして女性は45・7人（いずれも人口1000人に対して）となっています。ただし、男性も高齢になると多くなります。50代では20代の2倍、60代では4倍以上も便秘に困っている人がいるのです（同調査による）。

便秘が続くと体に出る症状として、お腹が張る、頭重感、のぼせ、食欲がない、肌荒れ、ニキビなどがあります。そして、イライラ、集中力の欠如、不眠なども感じるようになります。こういう精神症状は、認知症の症状とも重なってきます。これもまさに、「腸疲労」と「脳疲労」が連続していることの証明と言ってもいいでしょう。

ちなみに、便量の多い国の一つであるメキシコでは、自殺者が非常に少ないという調査があるそうで、大変興味深い結果です。

●「腸疲労」から起こるがん、アレルギー

平成28年の厚生労働省統計では死因の第一位はがんで、部位別に見ると大腸がんが女性で第一位、男性が第三位で年々増加しつつあります。

大腸がんは生活習慣病と言われるくらい食生活と深い関係があることがよく知られています。とくに肉食、アルコール飲料の摂り過ぎ、肥満が大腸がんのリスクを高める重要な原因と考えられています。実はこの肉食が腸内細菌と深く関係しているのです、肉食が多いとクロストリジウム属などの腸内細菌が増え、腐敗と発がん物質（イニシエイター）を作り出すことがわかっています。さらに、飽和脂肪酸の多い肉類をたくさ

ん摂ると、それを消化するために胆のうから分泌される胆汁を、二次胆汁酸という発がん促進物質（プロモーター）に変えることがわかってきたのです。一方、腸内細菌が花粉症やアトピー性皮膚炎などのアレルギーと深くかかわっていることもわかってきました。

腸内のビフィズス菌や乳酸菌が少ないと花粉症やアトピー性皮膚炎が増加し、乳酸菌やビフィズス菌の摂取により花粉症が軽減されたという研究報告は数多くあります。「腸疲労」を引き起こす腸内細菌異常のみでもがんやアレルギーなどの病気が起こるのですが、この腸内細菌異常は宿主側の腸上皮細胞、腸管の異常をもたらすこともわかってきました。すなわち腸上皮細胞は、外敵となる細菌類を防ぐ粘膜バリアを作ったり、免疫細胞を刺激して抗菌物質や免疫抗体を分泌したりする働きを持っているのです。

一方、さまざまな細菌は栄養豊かな腸管に定着して増殖し、腸内細菌叢を形成しますが、腸内細菌は単に共生するのみならず、食物（栄養素）を発酵し、宿主である腸に提供することにより、腸内細菌と腸は言わばウィンウィンの関係を作り出しているのです。宿主の腸は、自分にとって都合のいい細菌かどうか、常にチェックしています。まさに国家間の外交と同様、腸上皮細胞は優れた外交官であり、多様な外国である腸内細菌といつも対話しているのです。

腸内細菌の多様性が減ると粘液バリアが破れ、腸管の炎症に対する感受性が亢進《こうしん》することがわかってきました。これが「潰瘍性大腸炎」や「過敏性腸症候群」を引き起こす原因である可能性が高いのです。

●「脳疲労」と「腸疲労」の相互関係

「脳疲労」の主要な症状として不眠、便秘、下痢、過食という症状についてはすでに述べました。睡眠障害が「脳疲労」症状というのはわかるけれど、胃腸症状がなぜ「脳疲労」なの?と不思議に思われる方も多いかも知れません。たしかに、これらの症状は「腸疲労」の症状でもあります。しかし、その多くは「脳疲労」から始まるのです。124・125ページで紹介した脳疲労と腸疲労の関係図をもう一度みてください。「脳疲労」になるとルート⑤に示すように自律神経中枢がバランスを失い、交感神経優位の状態が続いて、胃腸の働きを高める副交感神経が抑制されます。その結果、多くの人で便秘が起こるのです。

また一部の人では、長く続く交感神経支配に副交感神経が反発して過剰な副交感神経緊張状態を作り出し、過剰に腸が活動して下痢を起こします。つまり、「脳疲労」から「腸疲労」が始まるのです。

「腸疲労」を取るには

●まずは緊急サポートから

それではどうしたら「腸疲労」を取り、防ぐことができるのでしょうか。

それは124・125ページの図を基に考えればわかります。まず、「腸疲労」を起こすルートを断つことから始まります。すなわち④、⑤、⑥のルートを断つことです。しかし、第一歩としてそれまでの行動異常を一挙に変えることは、多くの場合、現実的には困難です。

そこで、第一歩は124・125ページの図に示すような「脳疲労」、「腸疲労」の緊急サポートから始めるのが現実的です。その緊急サポートの内容も「脳疲労」「腸疲労」が重度な場合は、医薬品も必要になりますので、医療機関を受診した方がよいでしょう。その為にも、「脳疲労」度のセルフチェックが役に立ちます。いずれにしても、BOOCSと機能性物質（SOSサプリ）を開始することは必須です。

これによって何か行動を変える元気が得られたら、⑥のルートを遮断でき、逆によい食べ物・よい食事を実行できるようになります。

●良き食べ物・食事をとる

良き食事とは、基本的には伝統的和食の家庭料理です。その具体的な方法は第1章を参考にしていただきますが、良き日本食の特徴は味噌汁、納豆、ぬか漬などの多様な発酵食品です。さらに、タンパク源として肉よりも魚・貝類が多いことです。また、前節で述べたように欧米人には消化できない、海藻・海苔を活用しています。陸の野菜だけでなく海の野菜も摂れるということは、腸内細菌の大好

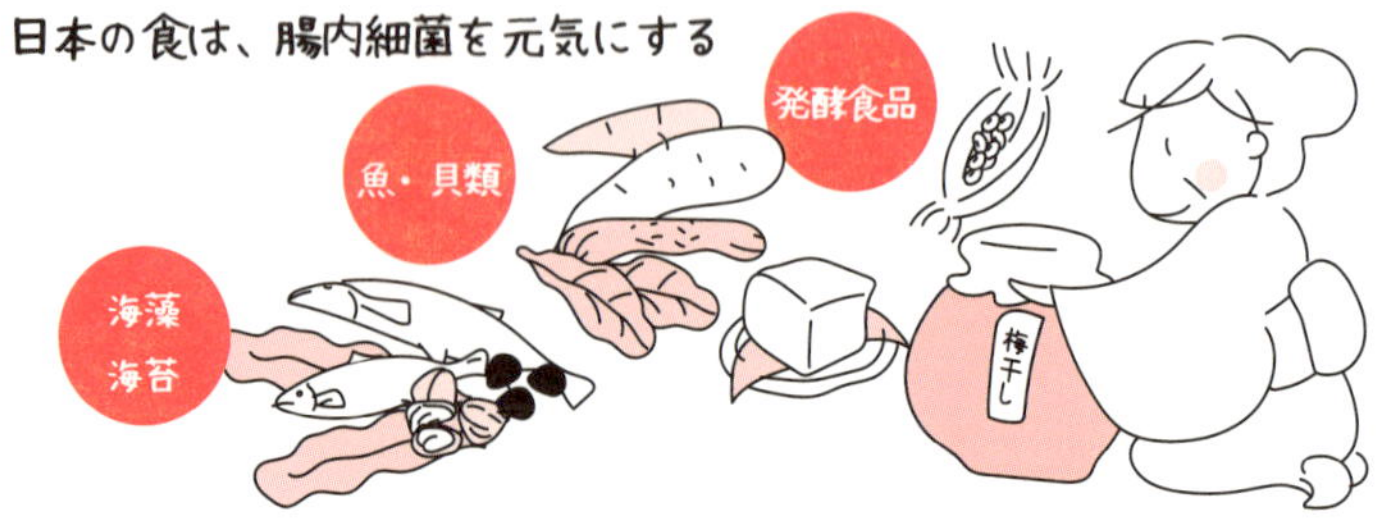

きな食物繊維を多様な形で補給できるということを指します。

このように和食は本来腸内細菌を元気にする健康食ですが、「腸疲労」を取るために和食以外は食べてはいけないというわけでは全くありません。むしろ、「腸疲労」のために和食が〝義務〟となったら、かえって「脳疲労」となり逆効果になりますから、第1章で述べたように和食を〝快食〟として実行してください。

そして、気楽にさまざまなジャンルの食事を楽しむことが大切です。その場合、「地中海食」あるいはアメリカ医学会が勧めている高血圧予防治療のためのバランスの取れた食事「DASH(Dietary Approaches to Stop Hypertension)食」も探索してみられるのも楽しいかもしれません。

●「腸疲労」を取れば病気が改善

日本人の3人に1人がかかるといわれている花粉症やアトピー性皮膚炎などのアレルギー疾患は免疫の異常によって起こる病気です。近年、アトピー(アレルギー疾患)が乳酸菌やビフィズス菌により予防され改善されることが数多くの論文で報告されるようになってきました。「腸疲労」は免疫異常を引き起こすと考えられますが、乳酸菌などによる「腸疲労」の改善で免疫疾患の治療や予防につながることがわかってきたのです。

また先に述べたように、腸管は約60％の免疫細胞（リンパ球）の集まる最大の免疫器官で、体内に入ってきた異物や、体のなかにできてしまったがん細胞などを叩いてくれています。そこで私たちは、乳酸菌生成エキス（16種類の乳酸菌の有効成分を抽出）を用いた研究を行ったのでご紹介しましょう。

まず、大腸がん発症モデル動物（マウス）で行った実験ですが、B&Sコーポレーション社製乳酸菌生成エキス2％液を投与した群では、投与しなかった群に比較して微小腺腫（人間の大腸ポリープに相当）の発生率が投与開始15週で著明に減少していました（乳酸菌生成エキス投与群27・4±7・6個、非摂取群71・8±12・3個）。さらにこれらのマウスを24～26週後に屠殺すると、非投与群では100％大腸がんになったのに対し投与群では76％と有意に腫瘍発生率が低下していました。

この動物実験を基にポリープを有する人たちに対する乳酸菌生成エキスの効果をみる臨床試験を行いました。6ヵ月間投与した結果、実薬群（乳酸菌生成エキス10㎖／日）はポリープの消失もしくは縮小例が約60％（5／8）に見られたのに対し、プラセボ群では消失・縮小例はみられませんでした。大腸ポリープは大腸がんになりやすいので、大腸がん検診で発見されると内視鏡で切除されているのはご存じの通りです。乳酸菌生成エキスのこの動物とヒトでの実験から大腸がんの予防が強く示唆されます。

また、このB&Sコーポレーション社製乳酸菌生成エキスはヨーグルトと異なり、生菌ではなく、共棲培養で得られた16種類の乳酸菌の菌体抽出物（死菌）であることは極めて注目すべきことです。今後、乳酸菌類の研究に新たな大きな方向を示唆すると言えるでしょう。

第4章

「脳疲労」と「腸疲労」の急速回復法
ストレスフリーの異空間体験

脳と腸への情報遮断で「脳疲労」・「腸疲労」を取る

ＢＯＯＣＳクリニックの外来では「快食」で味覚スイッチを切り変えることから始めますが、「脳疲労」と「腸疲労」を最も早く回復させることができるのはＢＯＯＣＳ入院です。平成5年頃から開始し大勢の方が入院されています。急速に回復させるためには、脳と腸へのさまざまな情報を遮断することが重要です。

そこでＢＯＯＣＳ入院では個室を準備し、脳と腸への情報遮断を同時に行います。そして外来方式とは全く異なり、積極的に食べずに（固形食を摂らずに）必要なものは全てＳＯＳサプリで補い、腸への情報遮断を行います。

一般に行われている断食と大きく異なるのは体に必要な栄養素は全て摂っていただくことです。それによってこの方

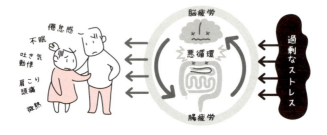

法を体験すると短期間で五感を正常化でき、「快食」を実感できます。

早く「脳疲労」を取りたい方、体重を短期間で落としたい方、あるいは「脳疲労」が中等症、重症の方などにお勧めです。

入院の効果

ここで、ＢＯＯＣＳ入院をした41名についてまとめた結果をご紹介しましょう。19歳から82歳までの平均年齢40歳、女性28名、男性13名です。ＢＭＩは平均27・3％で肥満度（１）でした。体脂肪率は平均37・3％、最高血圧及び最低血圧の平均は１１５及び７３ｍｍＨｇでした。入院時の体重は平均74・２kgで退院時に2・２kgと統計的に有意に減少しました。血圧は最高血圧が低下し、自律神

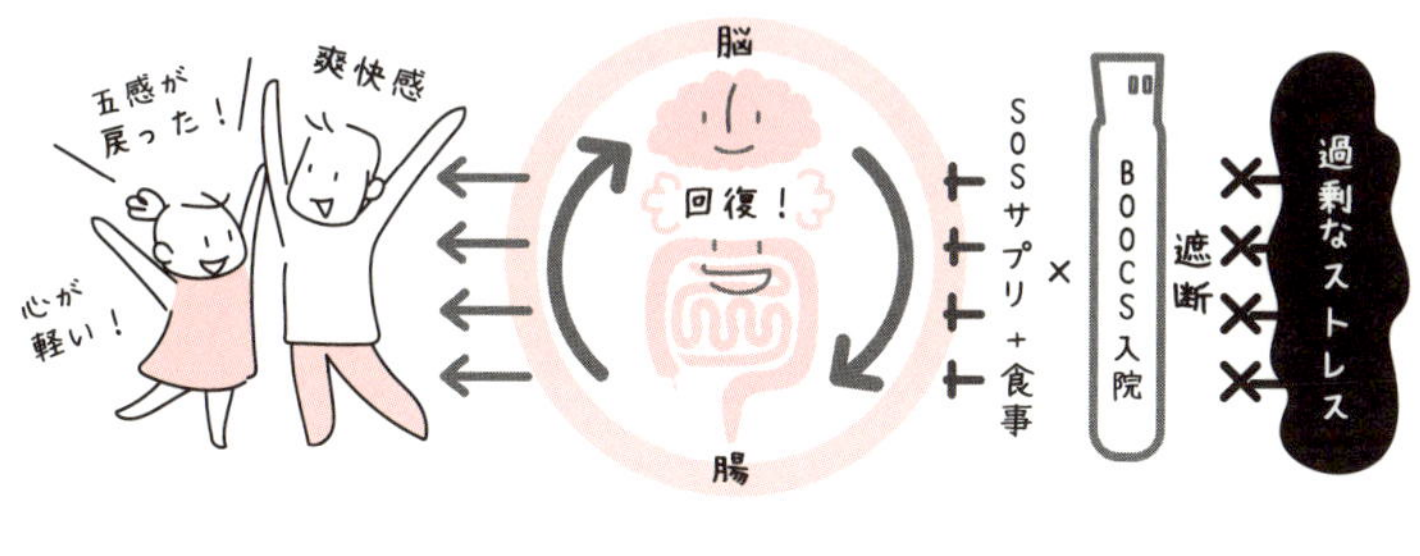

経検査では交感神経緊張が改善しました。
入院中の患者さんの心身イメージを143ページのグラフで示しましたが、最初の2〜3日は疲れが噴出するので一時悪化しますが、後半から急速に改善されます。また
POMS（気分スケール）も入院時は「活気（V）」が低く「緊張・不安（T−A）」「抑うつ（D）」「怒り・敵意（A−H）」「疲労（F）」「混乱（C）」のマイナス因子が高かったのですが、退院時はマイナス因子が減少し、プラス因子の活気が高まっています。以上のようにBOOCS入院で心身の急速な改善が見られたのです（第86回日本産業衛生学会発表）。

BOOCS入院が「脳疲労」と「腸疲労」を急速回復させるわけ

外来法に比べてBOOCS入院は、10倍早いと言っても過言ではありません。なぜBOOCS入院するとこのような急速な回復効果があるのでしょうか。医学的メカニズムを、もう一度124・125ページの脳疲労と腸疲労の関係図で説明しましょう。

BOOCS外来型は過剰なストレスによって起こった「脳疲労」を取る方法ですが、過

気分の変化

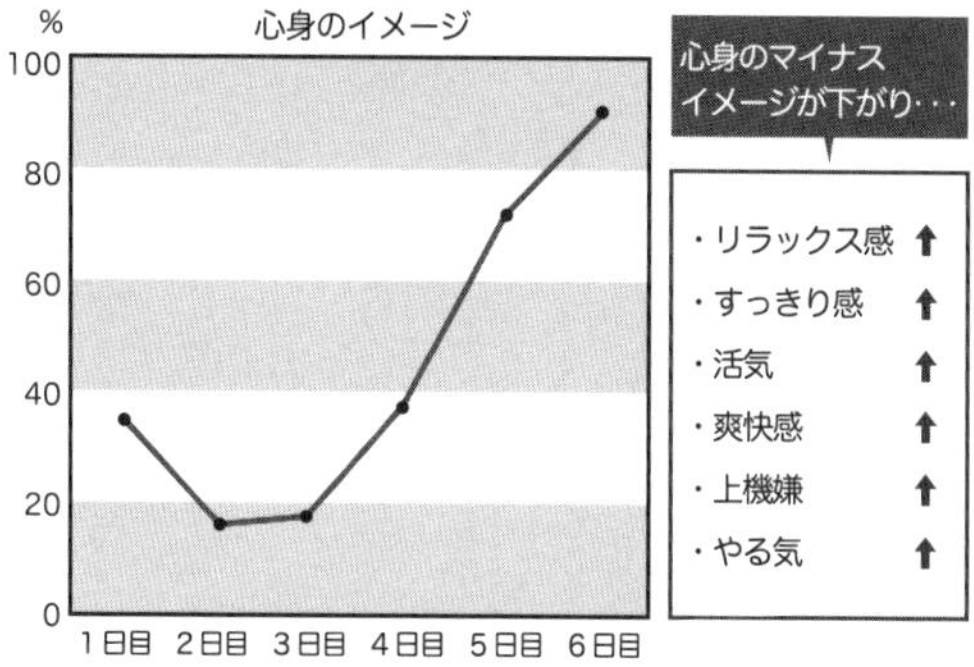
%
心身のイメージ
100
80
60
40
20
0
1日目
2日目
3日目
4日目
5日目
6日目
心身のマイナスイメージが下がり・・・
・リラックス感
・すっきり感
・活気
・爽快感
・上機嫌
・やる気

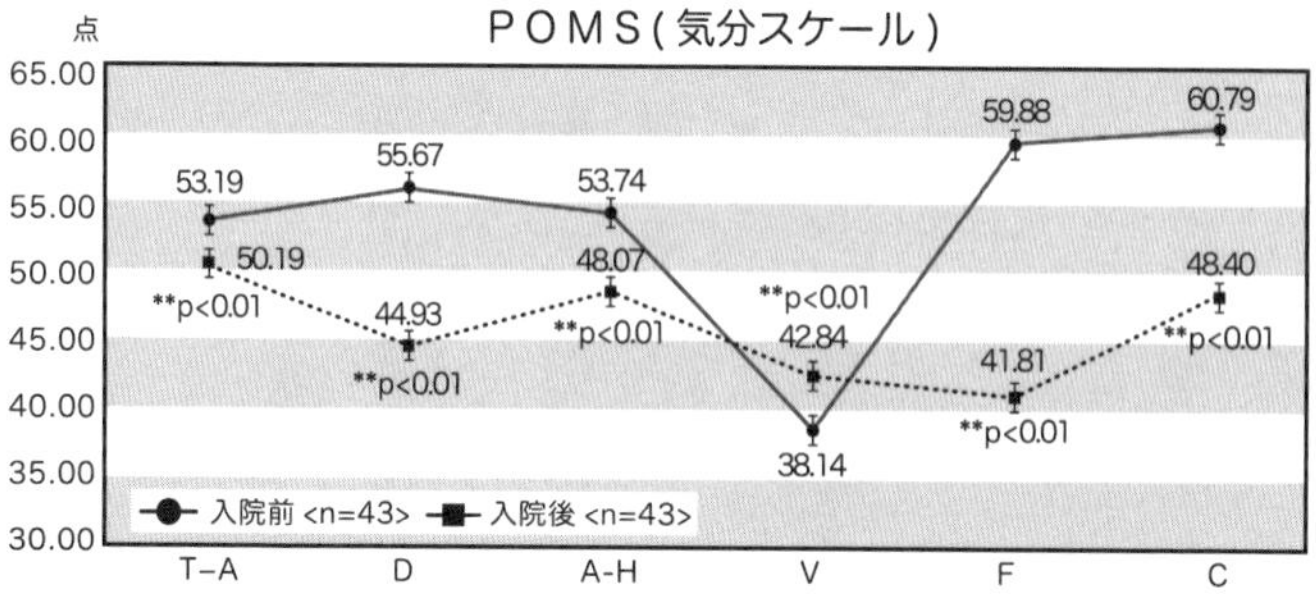
POMS(気分スケール)
点
65.00
60.00
55.00
50.00
45.00
40.00
35.00
30.00
53.19
55.67
53.74
59.88
60.79
50.19
44.93
48.07
42.84
41.81
48.40
38.14
**p<0.01
入院前 <n=43>
入院後 <n=43>
T-A
D
A-H
V
F
C

剰ストレスそのものには直接対応することはできません。それに対しBOOCS入院型は、「脳疲労」を起こす原因である過剰なストレスそのものを一時的に遮断（情断）します。図で言えばルート①を断つことになります。

一方、図のルート②で示すように、「脳疲労」によって生じた行動異常（食行動異常）がルート④経由で、健康に悪い食べ物が好きになり、悪い食事（空腹でもないのに過食）をするようになります。その結果、腸内細菌のバランスが悪くなり、腸内細菌量も減ってきます（「腸疲労」）。BOOCS外来型でルート⑥を断つと、通常は、それは大変な苦痛であり、新たなストレスとなって、「脳疲労」を却って増悪させてしまいます。つまり、一時的に行動修正ができても、上流の「脳疲労」が増大すると「食べたい」欲求が高まり、「食べない」行動がとてもきつくなり辛抱できなくなります。これが、従来行われているカロリー制限療法が失敗しやすく、リバウンドする理由です。それゆえに、BOOCS外来型では、食事制限を強制しないようにしています。

一方、BOOCS入院は、「自己選択」「自己決定」が前提となっていますので、食事制限を強制的に「させられる」のではなく、自ら「する」行為になっており、全く異なります。そして、外部環境から遮断されているために、目や鼻から入ってくる食刺激が極めて少なくなっています。その上で、十分な栄養をSOSサプリの形で摂るために、体調はむしろ普通食をとっているときよりもよくなります。実際、「脳疲労」を起こしている人は食事が偏っているため、ほとんどの方が栄養バランスを失い、栄養失調だと言っても過言ではありません。

このようななかで、BOOCS入院はルート⑥を容易に楽々と、しかも安全に断つことができるのです。ルート①とルート⑥が容易にかつ急速に遮断できれば、「脳・腸相互関係」すなわち、ルート⑤とルート⑧による「脳・腸悪循環」が消え、逆に「脳・腸良循環」へ容易にリセットできます。その結果、ルート③、ルート⑦による病気への道が断たれ、病気が急速に改善することになります。

以上のように入院で劇的にスイッチが切り替わり、生活、考え方が変わる方も珍しくありません。そして「脳疲労」を解消し、いったん元気を取り戻すと、たとえストレス過剰環境に戻っても今度は「脳疲労」が溜まってくるのを早くキャッチできるようになります。つまり、「脳疲労」に速く気付けば、早くその対策が取れるようになるのです。入院経験者のなかには、早い回復を狙って何度も入院される方も最近は増えています。

次章の対談では長年、腸に注目してこられた福井正勝氏のＢＯＯＣＳ入院の体験を大いに語っていただきます。

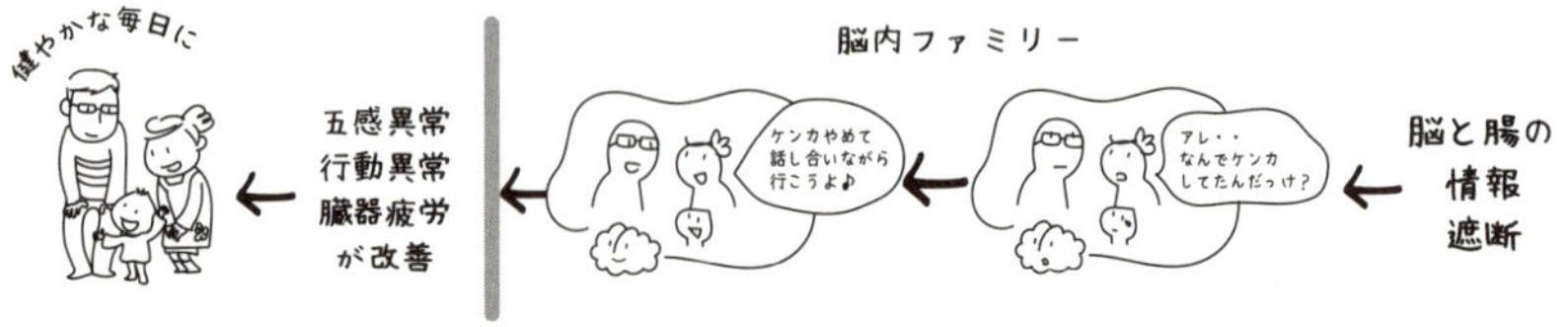

第5章

対談　腸（超）・脳力で未来を拓く

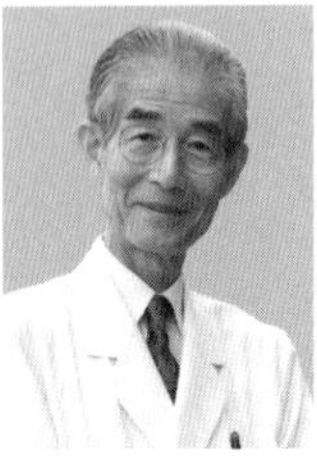

藤野 武彦
（ふじの たけひこ）

本書著者。1938 年福岡県生まれ。九州大学名誉教授、医学博士、内科医・循環器専門医、医療法人社団ブックス理事長、レオロジー機能食品研究所 代表取締役、一般社団法人プラズマローゲン研究会 臨床研究部代表、一般社団法人 BOOCS サイエンス代表理事。九州大学医学部卒業後、九州大学第一内科講師、九州大学健康科学センター教授を経て現職。27 年前に脳疲労概念とその具体的治療法である BOOCS 理論を提唱。肥満や糖尿病などの生活習慣病やうつ状態に対する医学的有用性を実証して来た。また近年、脳疲労と脳内プラズマローゲンとの関係に着目し、重症脳疲労と考えられる認知症に対する有用性を実証しつつある。

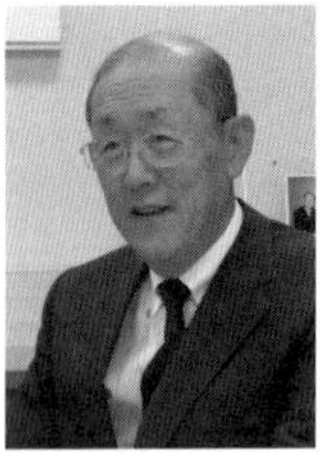

福井 正勝
（ふくい まさかつ）

1942 年東京都生まれ。1914 年創業、日本で初めてヨーグルトを製造販売した乳酸菌事業を手掛ける家系で育ち、二代目・正垣一義のもとで乳酸菌発酵を活用した製品の研究開発・製造に携わる。その後、研究開発を進め、1980 年に乳酸菌の代謝産物と菌体物質のみを抽出した『乳酸菌生成エキス』が完成。1984 年、『乳酸菌生成エキス』の製造・販売会社（現・株式会社ビーアンドエス・コーポレーション）を正垣一義、福井正和と共に設立し、その発展に尽力を尽くす。
現在、NPO 法人レックス・ラボ（乳酸菌生成エキス研究会）の理事として、腸の重要性や本当の健康をテーマに全国で公演を続ける。

携帯電話を持たずに秘境へ行くように情報を断ち切りなさい

福井●私の体重は、体調の良いときは72kg前後くらいなのですが、それがいろいろなストレスで79kgくらいまで増えてしまったことがありました。どうしても体が重たいので藤野先生にご相談したら、BOOCS入院を勧められました。5日間の入院コースで、3日間は藤野先生が考案なさったSOS(自己治癒スーパー支援)サプリ(通称)と良き水(RO水：不純物を取り除いた水など)のみで、それ以外は何も食べずに過ごします。後半の2日間は回復食をとりながら日常に戻していきます。そして結果的に、一週間で4kgくらい減りましたが、何よりも体調が非常によくなりました。そして不思議なのは、BOOCS入院後はコーヒーを飲むときに甘いおやつが欲しくなくなりました。食べなくても済むようになったのです。

藤野◆過食や不健康な嗜好は、「脳疲労」による五感異常のせいです。それを変えるには脳のリセットが必要になるのですが、一番短期で劇的な効果を実感できるのが「BOOCS入院」のプログラムなのです。

福井●先生は「最初の3日間は、絶対に人と電話やメールをしてはいけません。チベットへ携帯電話を持たずに行ったような気分になって」とおっしゃったんですよね。「テレビはどうですか?」と聞いたら、「どうしても観たかったらしょうがないけど、なるべく観ないで」と言われて、テレビならばチベットにもあるじゃないかと思ったのですが(笑)。そこで私も覚悟を決めました。会社に連絡して、「これから3日間、私には電話するな」と言って、iPadも一切見なかったのです。

藤野◆福井さんは日頃、多数の人々に講演活動をされるなかで、毎日大量の情報の出し入れがあるでしょう。それは質の悪い情報ではなく、世の中に貢献する良い情報なのですが、それでも情報の出し入れが過ぎるとダメなんです。情報の質が悪くても疲れますが、どんなによい情報でも、量が多いと脳は疲れるんですよ。

福井●その情報を一度遮断したことで、脳のスイッチが切り替わったんですね。先生から私の入院前と後の血液検査結果を見せていただきました。そうしたら、結果は体重が減っただけではなかった。コレステロールなどの脂質の数値は下がるし、血圧もよくなった。それが今日までずっと維持されています。

メタボスイッチが切り替われば体質改善ができる

藤野◆多くの人が考える「食べなければ痩せる」だけの断食は、「腸疲労」によさそうに思えますが、むしろ「脳疲労」を起こしてしまいます。そして「脳疲労」が起こると、腸もまた疲労してしまう。さらに、「腸疲労」から「脳疲労」へ、「悪循環」が起こります。この「悪循環」が過食や肥満を生むし、病気にもつながっていくのです。

福井●なるほど。それで気づいたことがあるのです。そもそも、甘いものが食べたいというとき、いったい、体のなかの何がそれを求めているのか？ということです。私の大好物はチョコレートクッキーなのですが、BOOCS入院を経験したあとは、胃袋に「食べたいか？」と聞いても「いらない」と言うんですね。それではどこが「食べたい」と言っているのか。どうやら後頭部なんです。これは視覚の中枢があるところなのですよね？

藤野◆その通りです。面白い着眼ですね。

福井●このプログラムを体験したら、もう後頭部も食べたがっていないんです。これが私の「メタボスイッチ」が変わったときの感覚なんです。どうしても食べたかったものが、別に食べたくなくなりました。きっと、「脳疲労」が取れたことによって食欲中枢も自律神経もす〜っと調《ととの》ったのでしょうね。

藤野◆患者さんのなかには、「脳のなかでカチッとスイッチ音がした」と表現する方がおられますね。

福井●やっぱり、そういう体感ってあるんですね。私の場合には後頭部のイライラした「食べたい」感がなくなったのです。

藤野◆それは脳科学から言えば、神経細胞と神経細胞とがつながって神経ネットワークが形成されたからでしょう。脳の神経細胞は少なくても100億個はあると言われていて、それらがつながって多彩な神経回路を形成している。「脳疲労」というのは、その神経回路が途絶えている、もしくは切れかかっている状態です。病気とは、「切れる」すなわち内側の情報断絶ということなのです。

福井●若者がよく「キレる」と言いますが、あれも神経回路が切れることを表現しているのですね。

藤野◆若者だけでなく、切れてしまい、つながらなくなっている状態が認知症だし、統合失調症というのは、まさに分断により統合できなくなった状態と考えればわかりやすいでしょう。

福井●ああ、なるほど。それが、脳と腸の外側からの情報遮断、「BOOCS入院」をしてホタテプラズマローゲンなどのSOSサプリを補充すると、内側の情報断絶が解消し、パッとつながってくるというわけですね。

藤野◆その通りです。そしてしばしば病前よりさらによい状態になります。この状態を我々はスーパーヘルス（単に健康というのではなくイキイキとして元気な状態）と表現していますが、それは神経細胞が多彩な神経回路を形成して、しかも多様な機能を発揮している、言わば「良循環」の状態だとも言えます。

福井●「頭がスッキリした」とか「頭のなかの何者かが命令する声が聞こえなくなった」と感じる患者さんもおられるそうですが、その人たちは表情も変わるのでしょうね。

藤野◆そうです。重いうつ病の人の場合は、BOOCS入院しても、体重はあまり変わらない場合がありますが、しかし、うつ状態はぐっとよくなって明るい顔になられます。面白いですね。結局、水面までの距離の問題です。深いところに沈んでいる人はすぐには水面上には上がってこられないでしょう。でも神経回路がどんどんつながっていっているから、もう近くまで上がってきてはいるのです。こういう人が、水面に上がってきたときには、体重が減るのはもちろんですが、実感する世界が変わってきます。これまでとは決して連続線上にない、次元の違う世界を体験するんです。つまり、自分のなかにいるのは精神と肉体という二人の自分だけではないということまで実感できる人も出てきます。いわゆる第六感が働くようになるのです。「神々しい」という言葉がありますが、自分のなかに光を感じられるような体験をする人が結構いらっしゃいます。第六感とは特別なことではなく、本来私たちがもともと持っていた感覚だと思っています。

すべての人に「情断」の勧め 再びつながるために、一度断ち切る

福井●情報を遮断するというのは、人間関係もいったん断ち切るということですね。

藤野◆ええ、そうです。同年齢の女性が三人、同時にBOOCS入院されて、三人揃って痩せなかったことがありました。原因を調べてみたら、同世代ということもあり、ついつい暇だからということで同じ部屋に集まって、一日中おしゃべりをしていたらしいのです（笑）。

福井●つまり、「情断」になっていなかったわけですね。

藤野◆最初は驚きました。それで、その人たちにはもう一度、別々に入院してもらったんです。

福井●ではもちろん、奥さんとは一緒に入院しないほうがいいですね。

藤野◆ご夫婦で、隣の部屋同士で入院された方がいましたが、うまくいきませんでした（笑）。とにかく、知り合い同士がいたらダメなんです。

福井●私が一人でコーヒーを飲みに行くのが好きなのは、雑然としたなかに孤独にこも

れる環境で集中できるからです。確かに、そこに妻や友達がいたらダメですね。だから、ＢＯＯＣＳプログラムをするときも一人がいいし、しかも、家からなるべく離れた場所がいいのでしょうね。家族の絆とか、人とのつながりが支えになるとよく言いますが、誰でも年に何回かは孤独になったほうがいいということでしょうか。

藤野◆その通りです。逆説的に聞こえるかも知れませんが、よくつながるためにはよく離れることが大切なのです。仲がいい家族とか夫婦だからといって、ずっと一緒にいるのは危険です。上手に離れているのが「情断」ですし、そうすれば「脳疲労」にならず、「脳疲労」になってもすぐ取れます。ＢＯＯＣＳ入院はしなくても、すべての人が定期的に情断はすべきですね。

福井●脳の神経細胞は1日に10万個くらいずつ死んでいって再生しないし、歳を取るにつれて頭は悪くなっていくとずっと思われてきました。しかし最近になって、運動すると何歳からでも神経細胞が再生するということがわかってきましたね。

藤野◆脳卒中後のリハビリでは、無理して筋肉を動かしますね。あれは死にかけた神経を無理に動かすものだと思われてきたのですが、実は新しい神経細胞が生まれてくるためのものなのです。神経新生は、何もないところに起こるのではなく、神経幹細胞が分化していきます。みんなその幹細胞を持っているのですが、その存在が気づかれぬままに、それらの細胞は死んでいくのです。

福井● 現代人は脳も腸も疲れていて、つまり「脳疲労」と「腸疲労」が、がんや生活習慣病がどんどん増えている原因なんですよね。でもまだ、その神経新生機能がうまく活かされていないだけかもしれませんね。

藤野◆ そうですね。これは言い換えれば「若返る」ということですから、活用しないのはもったいない話です。その意味で、プラズマローゲンが神経細胞新生を起こすという研究結果はとても興味深いものです。ここで話が戻りますが、神経細胞が新生してもその細胞と細胞のつながり（関係性）、組織（細胞集団）と組織との関係性がもっと重要です。たとえば、腸が脳にメッセージを送り、また脳が腸にメッセージを、というようにその活動は決して一方的ではなく相互の交流があるということです。それが、「脳腸相関」であり、「腸脳相関」でもあるのです。相互の関係がくるくる回っているようなかかわりです。

福井● 一方的なものではないということが、重要ですね。たとえば、腸が「食べるのをやめる」というメッセージを脳に送る。または、美味しいものを食べたいという希望なども、脳にメッセージを送っていることですね。そして腸が疲れていると、嫌なメッセージが脳に送られる、だから脳が疲れる。そこで「脳疲労」を取るためにＢＯＯＣＳ入院をする。それは腸の疲れを取りながら、腸からの嫌な情報も遮断する。こういうことになるのでしょうか。

藤野◆その通りです。「脳疲労」を取るために情報を遮断し、そして、「腸疲労」をなくしていくためには、食べ物を断絶するというのが、とても現実的でやさしい方法です（もう一度１２４・１２５ページの脳疲労と腸疲労の関係図を思い出してください）。そうすれば、脳が腸を抑圧し腸が不快情報を脳に送るという悪循環がなくなり、良循環へリセットされます。言わば、「脳が笑い、腸が喜ぶ」のです。

食べないのに痩せない人がいる

藤野◆ＢＯＯＣＳ入院を何十年も継続していると、さまざまな興味深い事例を目撃します。たとえば、さきほどの情断の問題とは別にして、普通の食事は全く摂っていないのに体重が全く変わらない人々が出てきます。最初は、これはきっと私に隠れて食べているのだろうと疑いましたが、本人は「絶対に食べていません！」と言うんです。確かに嘘をついていないということは、患者さんの目の色でわかりますからね。

福井●腸内細菌が各種のビタミンやタンパク質を作っていると言われていますが、それと関係あるのでしょうか。

藤野◆多分それも大いに関係していると思いますが、体重不変現象は「脳疲労」の重症の人に起こりますので、そのような方は過剰な飢餓反応として極度にエネルギー消費を抑え（節約し）、水分を貯留するからではないかと想像しています。

腸内細菌の力、それにもプラズマローゲンが関係

福井●ところで、プラズマローゲンは実にいろいろな働きをしているのですね。

藤野◆プラズマローゲンは、脳、心臓、骨格筋、免疫細胞、精子などに多く存在し、そ

れらの細胞で作られているということが知られています。そして最近は、腸内細菌によっても作られるということがわかってきています。ところが、今判明しているプラズマローゲン産生菌はクロストリジウムといって、重篤な大腸炎を誘発する腸内の悪玉菌なのです。

福井●それがおもしろいところです。今まで悪玉菌と嫌がられていた細菌が、プラズマローゲンのような重要な物質を作っているというのですから。

藤野◆これにはすごい意味があると思います。つまり、善玉とか悪玉とかに区分できないということです。人間に完全な悪人と、完全な善人がいないのと同様に、一つの細菌が両面性を持っていて、人間にとって都合の悪い役割もするし、都合のいい役割もするということですよ。

福井●すると、どんな腸内細菌にも、人間にとって都合のいい役割をさせるということが可能なのでしょうか。

藤野◆そうですよね、そうできればとても有り難いですが。ただ一つ言えるのは、脳が過剰な支配をしてはいけないということです。脳が頑張り過ぎる状態が続くと、必ず腸の交感神経が興奮する状態になります。すると腸管の血流が悪くなり、免疫系を抑制します。また腸の動きが低下して起こるのが便秘です。

福井●脳が体を支配してしまった。それが「腸疲労」の始まりということですね。つまり便秘は腸の病気ではなく、脳の病気なんですね。

藤野◆福井さんも講演でよく言っておられるように、脳というのは新参者で、発生学的に言えば昨日や今日できたようなもので、宇宙が誕生してから今日までの進化の過程を1年にたとえるなら、12月31日大晦日の年が明ける寸前にできたようなもの。そんな存在して間もないような脳が先輩の腸を支配するのは道理に反しますよね。

福井●脳の支配によって、身体の苦悩が始まったというのは納得できます。便秘は、腸内細菌叢が悪化する最大の原因ですからね。

藤野◆もともと生命とは矛盾している（異なるものが併存する）存在であり、常に変化する存在と定義できます。ところが便秘というのは「腸が動かない」ということですからね。変化しないのは生命力の低下を示していることになります。その結果、腸内細菌叢がバランスを失うとともに、それまで仲がよかった腸に対して攻撃的になってしまうのです。

生まれ変わる生命のために三つの「みずから」が効く

福井● では、BOOCSプログラムを成功させるのに、一番重要なことは何でしょうか。

藤野◆ まず自己選択、自己決定ということが重要な第一歩です。私は「みずから三原則」というものを提案しています。この「みずから」には三つの意味を込めています。まずは、「自ら」です。これが自己選択、自己決定ということです。次に「水から」です。農薬などの化学物質が含まれていない、良き水を十分に飲むこと。実はこの水が、ものすごく重要で、命の根源に関わっています。なぜなら、全体を統括している脳の90％は水だからです。

福井● 筋肉のなかの水分率は赤ん坊で60～70％、中年以上の方々はもうちょっと低くて50～60％と言われていますよね。つまり、私たちはもともと構造的に、水によって生かされているんですね。三つ目の「みずから」は何ですか？

藤野◆「見ず（にやること）から」です。現代人は五感のなかでも視覚、つまり目を通じて入る情報が圧倒的に多くなって偏りが起こっています。そこで目で見るということをやめること。私たちの情報過多とか食物過多は、全部目のせいです。人は五感で世界を感知していますが、視覚からの情報が９割です。食べ物も、視界に入らなければ過剰に食べませんよ。

福井●なるほど。確かに私も３日間のＢＯＯＣＳ入院プログラムはどれほどきついものだろうかと思っていたのですが、実は全くきつく感じませんでした。入院中は食べ物を見ないし、「情断」によってテレビも観ないので食べ物の情報が入ってこない。結局、目が食べさせているんですね。だから、見なければ食べなくても苦しくない。

藤野◆それから、現代人の脳の情報はまさにテレビやパソコンやスマホなどのネット視覚情報がほとんどです。目から入ってくる情報が多過ぎるんです。だから、たとえばモーツァルトを聴いて「脳疲労」が取れるというのは、耳から入る情報だけに集中し、目からの情報を断絶するからだとも言えるのです。

福井●目を使わないで他の感覚を使うことを始めたら、それも「情断」ということですね。その意味で、先生が「脳疲労」と「腸疲労」に対する緊急サポートの一方法としてホタテプラズマローゲンと乳酸菌生成エキスを挙げられたのは、誰にでもできる脳と腸を元気にする第一歩として、とても希望を与えてくれますね。

藤野◆そうですね。健康情報はテレビからもインターネットからもたくさん入ってきますが、情報に踊らされず、できる限り科学的根拠のあるものを自己決定するということが重要です。それでも自分で判断をするというのは難しいものですが、その場合は、信頼のおけるホームドクター、ヘルスコンサルタントに相談するとよいですね。しかし、それでもその方々に従うということではなく「自ら」決定することがあくまでも重要なのです。

皆さんもぜひ自ら実践していただきたいと思います。

エピローグ

「脳が笑って腸が喜ぶ」

この章まで読んでこられた読者の皆さまには、まずは〝お疲れ様〟と申し上げます。なぜなら、「脳疲労」、「腸疲労」という全く新しい医学コンセプトは多くの方々にとって馴染みのない奇妙なものであることと、さらに私の表現の拙さとが相まって、きっと読み続けることで頭がお疲れになったのではないかと恐れるからです。まさに「脳疲労」を取ることを学んで「脳疲労」になるという矛盾が起こらなかったことを祈るばかりです。

一方、本のページをめくって最終章から読み始められた読者の方は、きっと好奇心旺盛ながらお忙しくて本を読む時間もない方々と思います。そこで、どちらの読者の方々にも、もっともお役に立てるのが図表だと思います。

124・125ページの図を改めて（あるいは初めて）見ていただければ、これでこの本のメッセージが一目でわかります。それぞれの詳細が気になられる方は該当ページをお読みください。

この本で語っていることを要約すれば、私たちは病気になって悩み、病気にならない為に腐心して疲れるのですが、病気の原因、背景が単純化されれば、その対策はそんなに難しくはないということです。例え話で説明しますと、五本の指の働きのそれぞれを専門医とすると、それぞれの医師は指一本一本の機能を説明し対策を取ることは巧みですが、指は手として機能しているということに気づかず、その使い方は教えることもできません。言い換えれば、「木を見て森を見ず」です。「脳疲労」も「腸疲労」も森の概念です。つまり、最初に大づかみにできれば、基本的な指一本一本の対策はそれほど困難ではありません。

その対策が図中の緊急サポーターとして書かれています。その対策は、一見奇妙に見えますが、語ってきたようにやり方は簡単で、効果が極めて高いことが動物実験、ヒト臨床試験で多くが証明されています。まだメカニズムが詳細にわかっていない部分もありますが、安全性は確かなので、まずは、ダメでもともと気楽に試みられてはいかがでしょうか？

「脳疲労」が取れて、さらに「脳元気」になり認知症の方々でも多くで笑顔が見られるようになります。一般に、ポジティブ思考ができればそうなるのですが、問題はポジティブ思考ができないから「脳疲労」になるのであって、「脳疲労」の方にポジティブ思考を勧めても実行不可能です。

ＢＯＯＣＳは「脳疲労」を取ることでポジティブ思考を可能にし、その結果「笑い」が生まれます。「脳疲労」が取れれば、腸は脳の支配から解放され、一方では味覚が正常化するので、良い食べ物・良い食事が好きになります。結果として「腸疲労」が取れさらには「腸元気」となって免疫が活性化し、がん、アレルギーを予防することが可能になるのです。

さあ、脳が笑って腸が喜ぶ〝健康山〟の頂上を目指しませんか。きっと容易に視界が開け、霧が晴れる体験をされると思います。

藤野武彦

あなたの毎日もきっと変わる

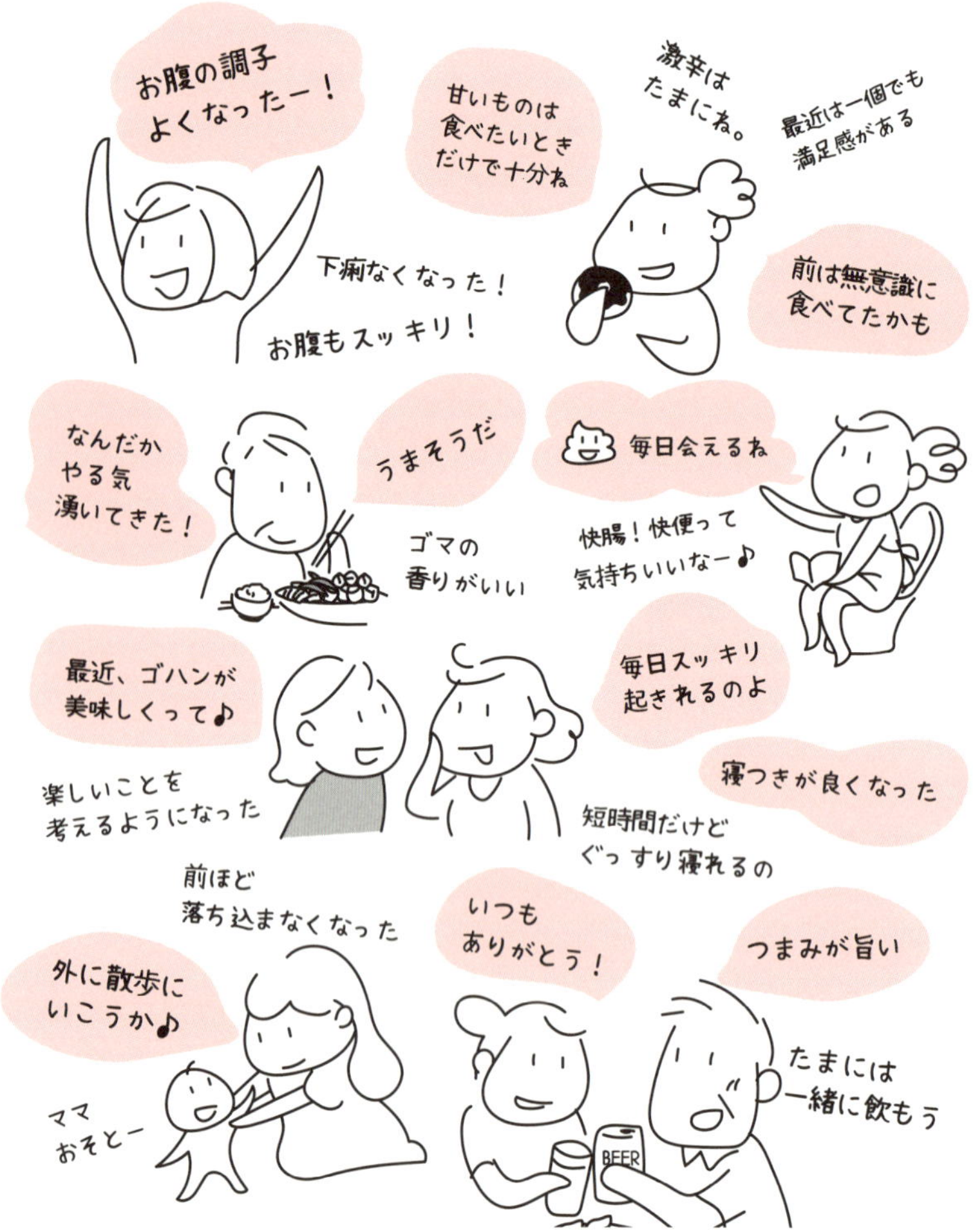
お腹の調子
よくなったー！
下痢なくなった！
お腹もスッキリ！
甘いものは
食べたいとき
だけで十分ね
激辛は
たまにね。
最近は一個でも
満足感がある
前は無意識に
食べてたかも
なんだか
やる気
湧いてきた！
うまそうだ
ゴマの
香りがいい
毎日会えるね
快腸！快便って
気持ちいいなー♪
最近、ゴハンが
美味しくって♪
楽しいことを
考えるようになった
毎日スッキリ
起きれるのよ
寝つきが良くなった
短時間だけど
ぐっすり寝れるの
前ほど
落ち込まなくなった
外に散歩に
いこうか♪
ママ
おそとー
いつも
ありがとう！
つまみが旨い
たまには
一緒に飲もう
BEER

（脳が笑って腸が喜ぶコミュニティへ）

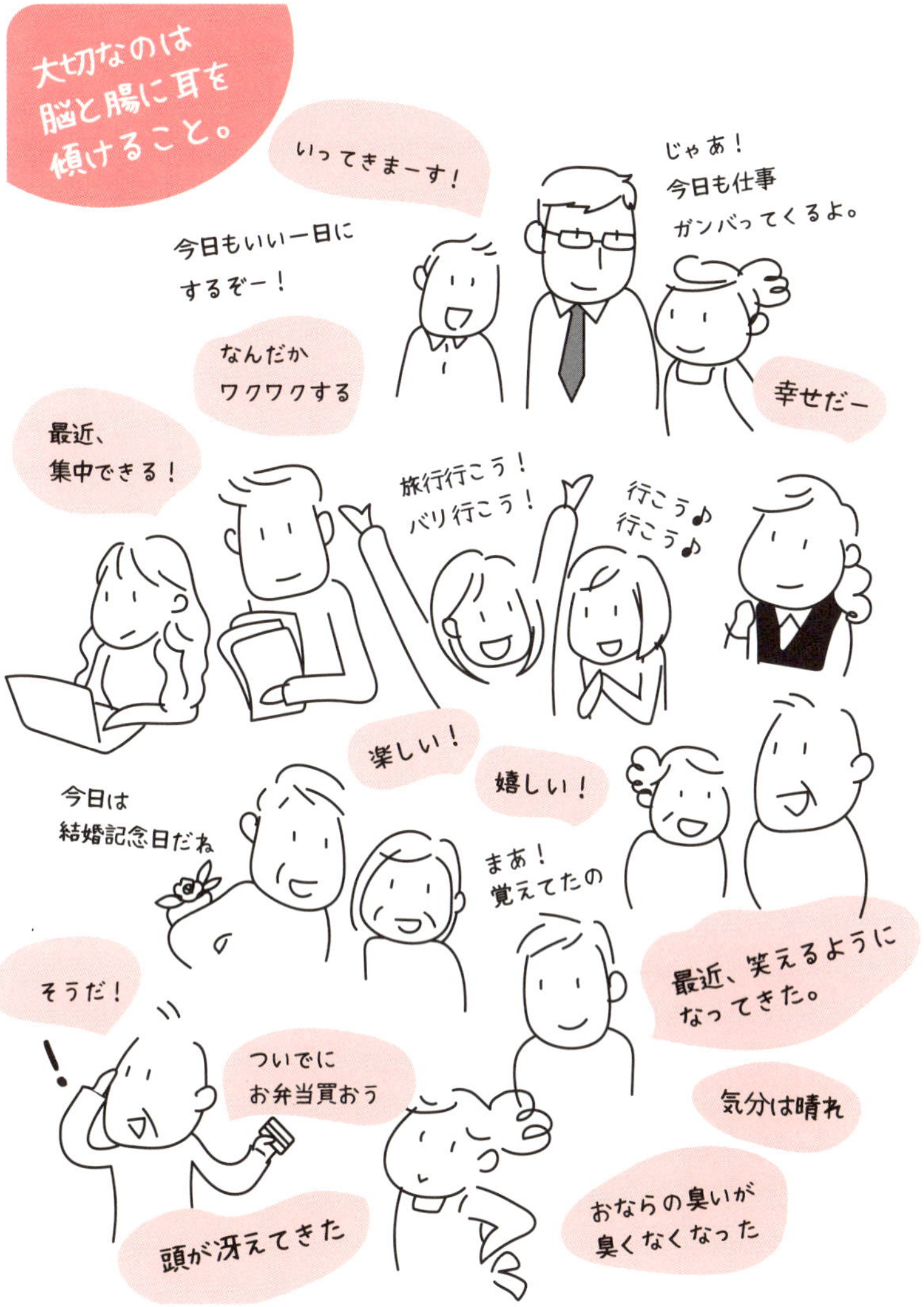
大切なのは
脳と腸に耳を
傾けること。
いってきまーす！
じゃあ！
今日も仕事
ガンバってくるよ。
今日もいい一日に
するぞー！
なんだか
ワクワクする
幸せだー
最近、
集中できる！
旅行行こう！
バリ行こう！
行こう♪
行こう♪
楽しい！
嬉しい！
今日は
結婚記念日だね
まあ！
覚えてたの
最近、笑えるように
なってきた。
そうだ！
ついでに
お弁当買おう
気分は晴れ
頭が冴えてきた
おならの臭いが
臭くなくなった

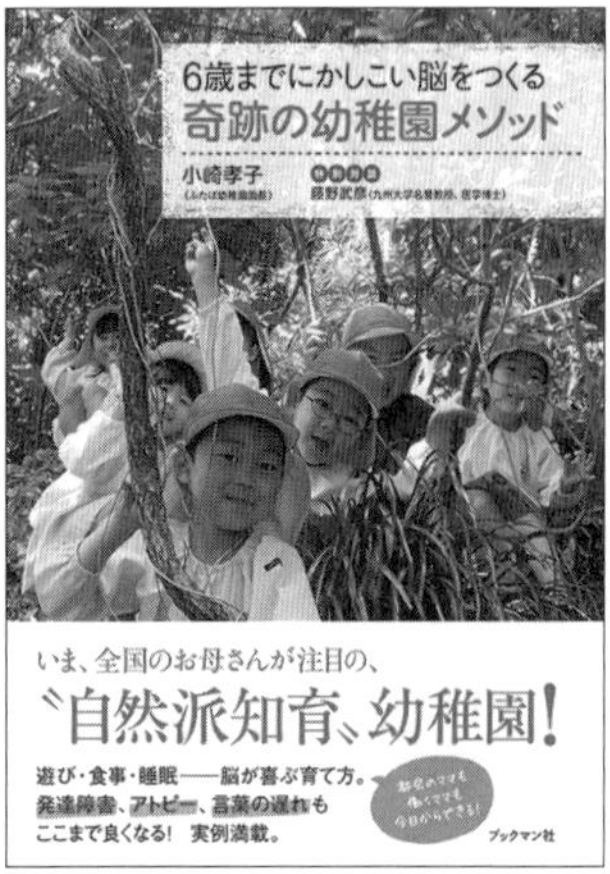

6歳までにかしこい脳をつくる
奇跡の幼稚園メソッド

小崎孝子（ふたば幼稚園園長）　特別対談：**藤野武彦**

A5判・並製　本体2,200円（税別）

幼児期の教育でその子の一生が決まる！

子を思い、子の未来を思うすべての家族に送るバイブル

福岡県博多市にある小さな島「志賀島」。そこがふたば幼稚園の園庭です。大自然の中で思いっきり体を動かしながら、和食中心の給食を食べ、ぐっすり眠って元気に育つ子どもたち。

小崎園長の、「乳児は肌を離すな」「幼児は手を離すな」「児童は目を離すな」「青年は心を離すな」の独自メソッドは、都会に住むパパや働くママにもすぐ実践可能です。

さらに、「脳疲労」提言で知られる藤野武彦医学博士との対談で、お母さんのストレスと脳疲労、子どもの脳と発達、発育についての今をじっくりと語ります。

子どもを持つ人すべてに送る、志賀島からの温かいメッセージです。

参考文献

第1章

1.Fujino T. Proposal of a new hypothesis for the psychosomatic treatment of obesity and its application. Fukuoka Acta Med. 90:353-364, 1999

2.Saito K, Odashiro K, Maruyama T, Akashi K, Mawatari S, Fujino T. Improvement of diabetic or obese patients' erythrocyte deformability by the program of the brain-oriented obesity control system (BOOCS). J Physiol Sci. 62:445-451, 2012

3.Hoshuyama T, Odashiro K, Fukata M, Maruyama T, Saito K, Wakana C, Fukumitsu M, Fujino T. Mortality Benefit of Participation in BOOCS Program:A Follow-Up Study for 15 Years in a Japanese Working Population. JOEM 57:246-250, 2015

4.藤野武彦. 脳の疲れをとれば、病気は治る! PHP文庫 2010

第2章

1.Mawatari S, Katafuchi T, Miake K, Fujino T. Dietary plasmalogen increases erythrocyte membrane plasmalogen in rats. Lipids Health Dis. 11:161, 2012

2.Katafuchi T, Ifuku M, Mawatari S, Noda M, Miake K, Sugiyama M, Fujino T. Hossain MS, Abe Y, Ho

3.nsho M, Youssef M, Fujiki Y, Katafuchi T. Effects of plasmalogens on systemic lipopolysaccharide-induced glial activation and β-amyloid accumulation in adult mice. Ann. N.Y. Acad. Sci. 1262:85-92, 2012

4.Hossain MS, Abe Y, Ali F, Youssef M, Honsho M, Ifuku M, Fujiki Y, Katafuchi T. Reduction of Ether-Type Glycerophospholipids, Plasmalogens, by NF-kB Signal Leading to Microglial Activation. J Neurosci. 37(15):4074-92, 2017

5.Mawatari S, Okuma Y, Fujino T. Separation of intact plasmalogens and all other phospholipids by a single run of high-performance liquid chromatography. Anal Biochem. 370:54-59, 2007

6.Mawatari S, Hazeyama S, Morisaki T, Fujino T. Enzymatic measurement of ether phospholipids in human plasma after hydrolysis of plasma with phospholipase A1. Practical Laboratory Medicine 10:44-51, 2018

7.Fujino T, Yamada T, Asada T, Tsuboi Y, Wakana C, Mawatari S, Kono K. Efficacy and Blood Plasmalogen Changes by Oral Administration of Plasmalogen in Patients with Mild Alzheimer's Disease and Mild Cognitive Impairment: A Multicenter, Randomized, Double-blind, Placebo-controlled Trial. EBioMedicine 17: 199-205, 2017

8.Fujino T, Yamada T, Asada T, Ichimaru M, Tsuboi Y, Wakana C, Mawatari S. Effects of Plasmalogen on Patients with Mild Cognitive Impairment: A Randomized, Placebo-Controlled Trial in Japan. J Alzheimers Dis Parkinsonism 2018, 8:1

9.藤野武彦. 馬渡志郎、片渕俊彦.　認知症はもう不治の病ではない!ブックマン社 2015

第3章

1.辨野義己. 腸を鍛えれば頭がよくなる. マキノ出版2014

2.平成29年我が国の人口動態　平成27年までの動向, 厚生労働省政策統括官(統計・情報政策担当)

3.平成28年国民健康・栄養調査結果の概要. 厚生労働省

4.Hehemann JH, Correc G, Barbeyron T, Helbert W, Czjzek M, Miche G. Transfer of carbohydrate-active enzymes from marine bacteria to Japanese gut microbiota. Nature 464:908-913, 2010

5.Charbonneau MR, Blanton LV, DiGiulio DB, Relman DA, Lebrilla CB, Mills DA, Gordon JI. A microbial perspective of human developmental biology. Nature 535:48-55, 2016

6.Fukui M, Fujino T, Tsutsui K, et al. The tumor-preventing effect of a mixture of several lactic acid bacteria on 1,2-dimethylhydrazine-induced colon carcinogenesis in mice. Oncol Rep., 8: 1073-8, 2001

7.Odashiro K, Fukata M, Saito K, et al. The effects of lactic acid bacteria-fermented soymilk extract on patients with colonic polyps: a randomized, double-blind, placebo-controlled pilot trial. J.Intergr. Stud. Diet. Habits, 25:20-25, 2014

〈著者プロフィール〉
藤野 武彦（ふじの たけひこ）
1938年福岡県生まれ。九州大学名誉教授、医学博士、内科医・循環器専門医、医療法人社団ブックス理事長、レオロジー機能食品研究所 代表取締役、一般社団法人プラズマローゲン研究会 臨床研究部代表、一般社団法人BOOCSサイエンス代表理事。九州大学医学部卒業後、九州大学第一内科講師、九州大学健康科学センター教授を経て現職。27年前に脳疲労概念とその具体的治療法であるBOOCS理論を提唱。肥満や糖尿病などの生活習慣病やうつ状態に対する医学的有用性を実証してきた。また近年、脳疲労と脳内プラズマローゲンとの関係に着目し、重症脳疲労と考えられる認知症に対する有用性を実証しつつある。一般向け著書には『認知症はもう不治の病ではない! 脳内プラズマローゲンが神経細胞を新生する』（小社）『BOOCSダイエット』（朝日文庫）『脳の疲れをとれば、病気は治る!「脳疲労時代」の健康革命』（PHP文庫）その他多数。

〈対談者プロフィール〉
福井 正勝（ふくい まさかつ）
1942年東京都生まれ。1914年創業、日本で初めてヨーグルトを製造販売した乳酸菌事業を手掛ける家系で育ち、二代目・正垣一義のもとで乳酸菌発酵を活用した製品の研究開発・製造に携わる。その後、研究開発を進め、1980年に乳酸菌の代謝産物と菌体物質のみを抽出した『乳酸菌生成エキス』が完成。1984年、『乳酸菌生成エキス』の製造・販売会社（現・株式会社ビーアンドエス・コーポレーション）を正垣一義、福井正和と共に設立し、その発展に尽力を尽くす。
現在、NPO法人レックス・ラボ（乳酸菌生成エキス研究会）の理事として、腸の重要性や本当の健康をテーマに全国で公演を続ける。

認知症も、がんも、「不治の病」ではない!
最新医学でここまでわかった!

2018年 6 月28日　　初版第一刷発行

著者　藤野武彦

対談　福井正勝
取材協力　株式会社ビーアンドエス・コーポレーション
デザイン&イラスト　高口知子（ORDINARE）
デザイン協力　近藤真生
企画協力　若菜智香子　松口泰子
編集協力　南雲つぐみ　下村千秋　黒澤麻子
DTP　㈱明昌堂
カバーデザイン　HIRO

発行者　田中幹男
発行所　株式会社ブックマン社
〒101-0065　千代田区西神田3-3-5
TEL 03-3237-7777　FAX 03-5226-9599
http://www.bookman.co.jp

ISBN 978-4-89308-902-1
印刷・製本：図書印刷株式会社